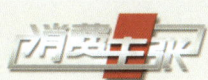 

揭示消费误区　守护消费品质

吃个明白

CCTV财经频道"消费主张" 编
尹文　张玲　孙岭　王艳红

花更少的钱，享受更优质的产品和服务。

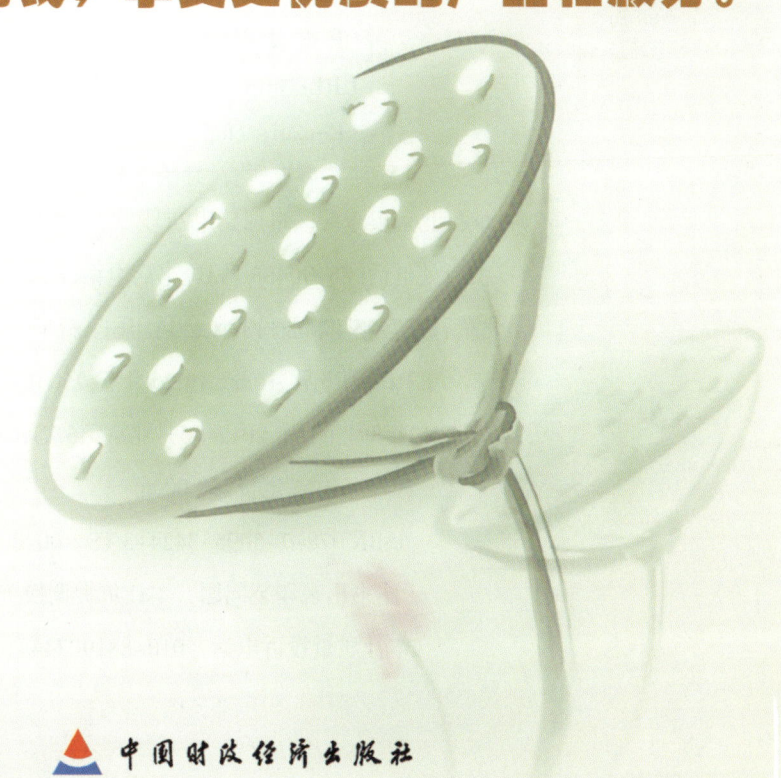

中国财政经济出版社

图书在版编目（CIP）数据

吃个明白/CCTV财经频道"消费主张"栏目组编
—北京：中国财政经济出版社，2012.3
ISBN 978-7-5095-3424-3

Ⅰ．①吃… Ⅱ．①C… Ⅲ．①食品营养—关系—健康
②保健—食谱 Ⅳ．① R151.4 ②TS972.161

中国版本图书馆CIP数据核字（2012）第026938号

责任编辑：蔡丽兰 吴敏 孙腾 范爽

封面设计：郁佳　　版式设计：郁佳 滕宇秀

中国财政经济出版社 出版

URL：http：//www.cfeph.cn

E-mail：cfeph@cfeph.cn

（版权所有 翻版必究）

社址：北京市海淀区阜成路甲28号　邮政编码：100142

发行处电话：88190406　财经书店电话：64033436

北京联兴盛业印刷股份有限公司印刷　新华书店经销

787×960毫米 16开 14.25印张 250 000字

2012年3月第1版 2012年5月北京第3次印刷

定价：38.00元

ISBN 978-7-5095-3424-3/TS·0028

（图书出现印装问题，本社负责调换）

本社质量投诉电话：010-88190744

写给读者

俗话说，民以食为天。

一方面，随着我国人均可支配收入的提高，越来越多的人已经不再满足于吃饱，而是在追求"好吃"、"吃好"。另一方面，近些年来，食品安全问题屡屡曝光，怎样在日常生活中避免上当受骗，把好"吃"这一关也越来越成为人们日常关心的最重要的话题之一。总而言之，对于广大消费者来说，就是要"吃个明白"！

中央电视台财经频道开播两年多了，其中在每天的黄金时段播出的"消费主张"栏目就含有此类话题。节目自播出以来，深受观众好评和喜爱。应广大观众朋友的要求，我们摘取了两年来节目中的精华部分，集结成书，紧紧围绕"吃个明白"这一话题，从日常生活中最为常见的误区入手，通过权威专家的分析解答，告诉我们该吃什么、怎样吃。同时，还配有大量生活小窍门、简单营养小食谱等等。本书内容涉及挑选食材、常见食品的健康食用、热点话题的分析解答、进补与调养等方方面面，贴近老百姓生活，希望能对您的消费有所帮助。

CCTV财经频道"消费主张"栏目组

2012年3月

与读者互动

我们将根据每期节目的内容推出相应的调查问卷,期待您的参与。您将可以通过央视网的多条途径与我们沟通。您的问题很可能会成为演播室主持人关注的重点。一起努力,共同参与,不花冤枉钱,不花高价钱,更不上当受骗!咱的钱,要花就花到点子上!

栏目联系方式:

■ 联系电话:010-68579889转315

■ 线索提供:12315@cntv.cn

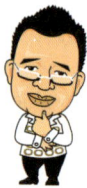

我和您一样,也是一位消费者,也品尝过消费中的酸甜苦辣咸,愿意在此为您代言,想您所想,问您所问。

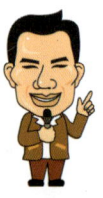

我会替您分析消费领域中的各种现象和问题,把别人的消费智慧告诉您,让您少走弯路,绕过消费陷阱,做到明明白白地消费。

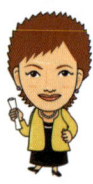

如果您在消费领域有什么困惑、疑问,心里有什么解不开的扣儿,请您通通告诉我,我会尽心尽力地帮您调查和体验,为您揭开更多的秘密。

CCTV财经频道"消费主张"栏目组

2012年3月

目录

吃个明白

你会吃杂粮吗	1
黑色食品诱惑何在	8
黑豆走红，如何下口	11
你会吃燕麦片吗	13
还原排酸肉	16
云里雾里看鸡蛋	19
你会吃素吗	24
食油与绿叶的讲究	28
醋怎样才能选对	33
膨化食品健康吗	35
如何远离反式脂肪酸	40
剩菜怎么吃	46
寻找无糖食品	52
养目鲜花如何入食	56
山药你吃明白了吗	60
紫薯究竟有多么神奇	64
香蕉怎样吃	68
揭秘减肥神药左旋肉碱	74
红枣你了解多少	78
莫轻信食物相克	84
吃啥补啥可信吗	89
水果皮，吃还是不吃	92
这些食用油看得明白吗	96
嫩肉粉是什么	102

喝个清楚

一天该喝多少水	104
夏日啤酒怎么喝	107
特殊饮料如何选	111
益生菌益在哪里	116
老酸奶老在哪儿	120
小凉茶大学问	123
明明白白喝豆浆	128
挑选菊花知多少	132

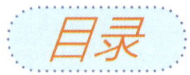

目录

补出健康

冬季进补（一）怎么补	136
冬季进补（二）你会么	142
药酒怎样喝	147
药膳怎么吃	152
骨汤含钙知多少	158
你知道怎么补钙吗	162
还原"牛初乳"	174
名贵食材谁替身	177
冬虫夏草该怎么吃	183

 教你一招

蔬菜农药残留怎么去	188
怎么洗小西红柿	195
生菜该怎么洗	198
美味草莓怎么选	202
"韭"色迷人	206
优质腐竹什么样	209
优质银耳什么样	215

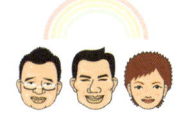 财经频道

你会吃杂粮吗

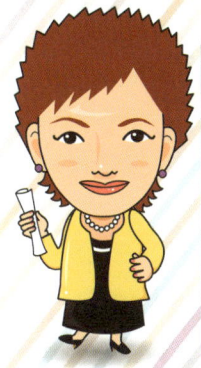

主持人：

　　五谷杂粮营养高，搭配不当反遭殃，时尚养生，困惑重重，怎么吃才更健康？

　　中国有一句古话：五谷为养，五果为助，五畜为益，五菜为充。这五谷泛指各种主食，是用来养命的；五果是指桃、梨、杏、李、枣、栗等多种水果，是帮助你消化的；五畜是指畜、禽、鱼、蛋、奶之类的动物性食物，是起补益作用的；而五菜则指各类蔬菜，是起补充作用的。我们现在就来说说这用来养命的"五谷"。

　　咱们生活的观念转变了，不能光吃好的吃出"三高"来，要少油、少糖、少盐，然后呢五谷杂粮都要吃，营养又丰富又好消化还不容易得"三高"，但是怎么吃才对呢。

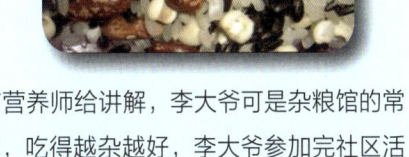

 生活误区

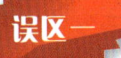 吃出来的胃疼

　　李大爷所住的社区里开办了个杂粮馆，现场还有营养师给讲解，李大爷可是杂粮馆的常客，追求均衡营养，不能光盯着一样或者几样东西吃，吃得越杂越好，李大爷参加完社区活动之后，就改了，一日三餐顿顿不离杂粮！

　　早餐：燕麦片+牛奶，中餐：杂豆饭，晚餐：玉米茬粥，零食：炒黄豆。

　　可是这天，李大爷在吃完晚饭后，忽然觉得胃有些疼，而且越来越疼痛难忍。这是怎么回事呢？莫非和吃杂粮有关？

误区二　没能解决的便秘

人们常说，药物治疗不如食疗，吃点五谷杂粮，粗纤维帮助肠胃蠕动，就能解决便秘。小王觉得所有杂粮营养成分应该都差不多，于是随便挑选了三样——红小豆、糯米、高粱米。回到家后，每样都抓了一些，搭配起来熬杂粮粥，一连吃了三天后，小王发现问题更加严重了。

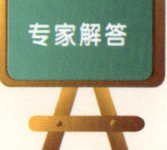

专家解答　★ 赵恩厚

（原北京市东直门外医院糖尿病科副主任医师）

杂粮种类那么多，老年人吃了会不会肚胀，怎么做才能让老年人更容易消化更容易吸收，哪些杂粮最适合于老年人吃？

专家：对于李大爷的问题，老年人脾胃都虚弱，你看他早上吃的燕麦，燕麦是粗纤维比较多的东西，牛奶是产气的东西，吃起来不会很舒服的，然后中午的豆饭，豆的比例太大了，米的分量少了，应该是米多一点，豆少一点，这就不会引起腹涨了，晚上玉米粥可以喝，应该没问题。

专家：小王的问题是吃得不对，高粱米是性温干涩的东西，刚才我说的性温干涩，会引起大便更干涩，高粱米正常人吃多了，也会大便干燥的，红小豆也是偏温的，糯米也是性温的，所以阴虚内热的人，要想吃温热的东西，就容易使症状更加重。所以，小王吃杂粮是吃反了，肠胃没通反倒便秘！

每次买杂粮的时候，不要买得太多，要常换常新，每隔三个月的时间都要更换一次杂粮的品种，根据杂粮的性味和季节的更替，选择凉性的或者温补性的杂粮食用。

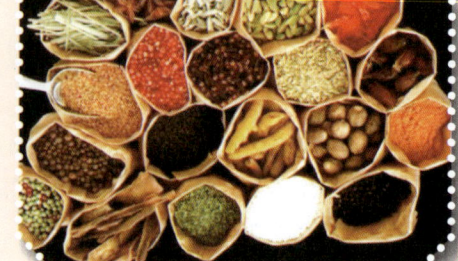

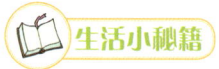

杂粮 究竟该怎么选

粮行里卖的杂粮，品种有上百种之多，要想弄明白还真不是一件容易的事情。如今买杂粮吃杂粮已经成了一种时尚，价格如此之高的杂粮，其营养价值是不是真的像它的价格一样，比普通的精白米高很多呢？

我们吃的普通大米，营养价值非常单一，它就是淀粉和蛋白质；糙米，米糠胚芽都在上面，它含有上万种的植物营养素，同样是一把米，营养价值是天壤之别。看来杂粮的营养价值确实比精白米要高不少，那是不是杂粮吃得越多越好，越杂越好呢？

自然界没有一种植物含的营养素能够满足我们人体需要，所以我们必须吃大量的含有不同植物营养素、矿物质、微量元素的食品，种类多了营养素就多、矿物质就多、维生素就多，所以营养价值就高，搭配着吃、均匀的吃、慢慢的吃，不能一次吃得很多。

但是也有不能吃的：高粱米干涩容易大便干燥吧，还有一种薏米，薏米是凉的，妇女怀孕不能吃，因为它沥水。还有一种就是扁豆、蚕豆，有一种人有缺陷，缺少六零三脱青霉酶，体内不能代谢，一吃就过敏，一吃就发病，这是一个遗传病，除了这几类吃什么米应该都没有问题。

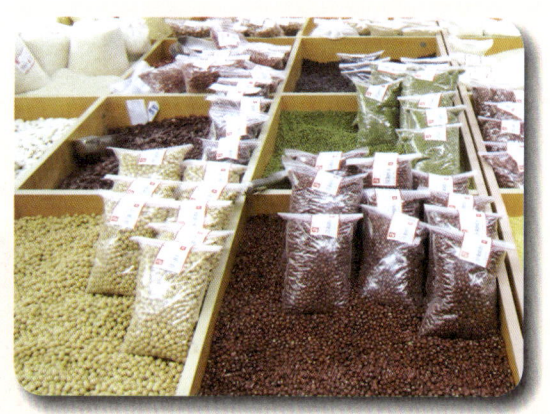

那遭受便秘折磨的小王和肠胃功能下降的李大爷,他们该选择什么样的杂粮呢?

专家:小王他有内热,绿豆清内热,这热一去掉,大便就不干燥了,燕麦是宽肠的。大爷选择了荞麦,荞麦有宽肠架气的作用,小米健脾胃,给他加了一点亚麻子,亚麻子给他补充亚麻酸,补充点油性,把这三样加起来,李大爷吃了比他那个纯吃豆子要好得多。

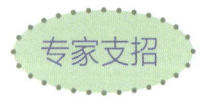 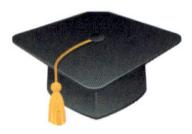

五谷杂粮种类多,端上餐桌味道如何?毕竟杂粮的口感一般都不太好。

这可是赵医生自创的杂粮馒头,亚麻子馒头的主要原料就是面粉、麦麸子和亚麻子,而这五谷杂粮馒头里面加了各种各样的豆,这样的馒头自然比普通馒头的营养价值高了许多。吃起来完全吃不出杂粮粗粗的感觉,非常松软可口!

还有每周七日杂粮养生方:

星期一　莲子养心补血饭
星期二　三补养生馒头
星期三　补肾强身米糊
星期四　参豆饭
星期五　五谷杂粮馒头
星期六　荞麦白面二样面条
星期日　核桃杏仁露

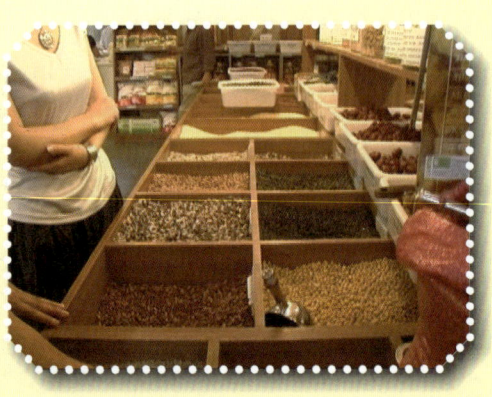

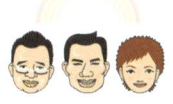

这里就介绍参豆饭和米糊吧。

所谓的参豆饭，包含有极高营养的鹰嘴豆和益气补血的人参果，把它们和大米一起煮，注意这里面的比例是大米占三分之二，鹰嘴豆和人参果只占三分之一。这种饭很少有人做，但是，这种米饭的营养价值极高，完全把鹰嘴豆和人参果的营养都渗透到米饭里了，弥补了大米营养单一的缺陷。做豆饭最重要的原则就是三个三分之一，三分之一的豆，三分之一没有黏性的米，例如高粱米、小米、大麦米、精白米等都可以，随意选一种，最后这三分之一一定要选择黏性较好的杂粮米，推荐选用：大黄米、紫米、糯米等等。这样搭配起来的杂粮饭不仅营养价值更高，而且最重要的是能达到和普通大米同样绵润的口感。

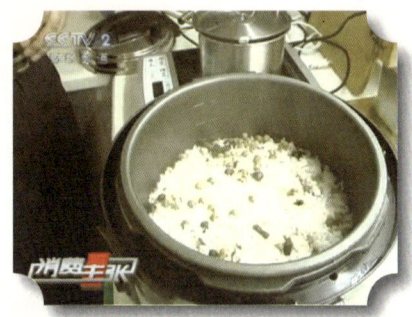

赵医生在做杂粮饭的时候，有两样宝贝，一个就是量具，俗话说，差之毫厘，谬以千里！这个小小的量具能帮助赵医生精确地掌握杂粮的配比，一勺就是15克，不多不少。而另一件宝贝，就是这个做杂粮饭的电高压锅，做杂粮饭最好用电高压锅，它能把杂粮蒸煮到最绵软可口的状态。

米糊就是豆浆的改良。做米糊也有窍门，豆和米的比例是：三分之二的豆类，三分之一的米，豆子和米不需要浸泡，简单地掏洗，就倒入米糊机里，放入适量的水，二十分钟就可以喝了。看营养米糊，还挺稠的，确实比豆浆要稠多了，吃的时候可以根据自己的口味加点甜度什么的，一般都不加糖，喝原汁原味的。

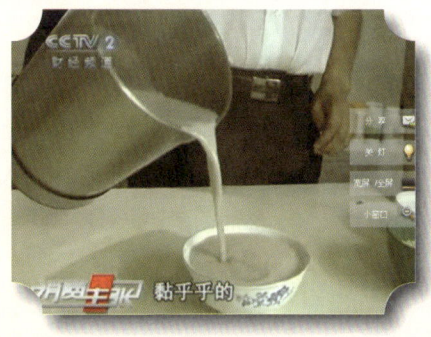 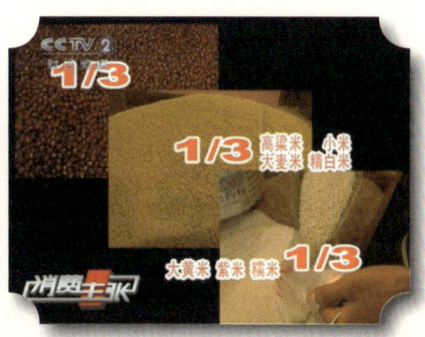

五分钟营养达人

下面教大家做几道既简单又营养的杂粮菜。

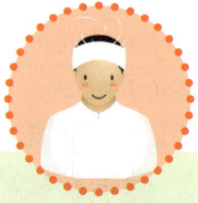

第一道——玉米蔬菜饼

准备的原料很简单：泡打粉、玉米面、胡萝卜丝、油菜丝，还有一个鸡蛋。

首先把鸡蛋打进玉米面里，加入适量的水，开始和面，和面的时候最好顺着同一个方向和，面和成稍稀一点的糊状就可以了，然后加入适量的泡打粉和盐。然后加入菜再和。玉米面和蔬菜很快就和好了，可以下锅了。锅里放的油量很少，只需要用油在锅里抹上一圈就行，然后小火，开始烙饼，一勺一个。如果用不沾锅，可以同时烙好几个，只需要几分钟时间，色香味具佳，营养又美味的玉米蔬菜饼就新鲜出炉了。

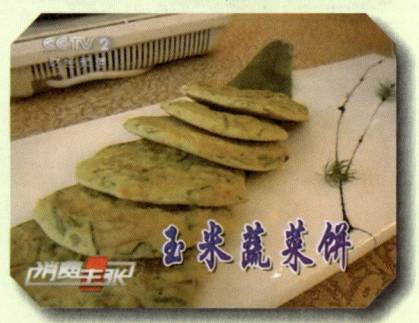

第二道——五谷杂粮粥

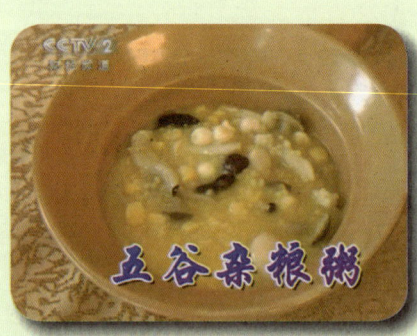

原料是小米，各种杂粮豆，还有一些蘑菇。

这里面放的豆，可以自由搭配，想吃什么豆就放什么豆，豆子要提前浸泡煮熟煮烂，事先准备好的蘑菇也要焯熟焯透。准备工作都做好后，就可以进行最重要的一道工序——调味。起锅前加入适量的鸡粉和味精调味，然后简单地进行搅拌，粥就熬好了。

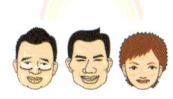

第三道——炒莜面鱼鱼

做这道菜需要的原料是：青蒜叶、青红辣椒条、土豆条，还有最主要的原料莜面。

这个莜面需要用90度左右的热水和面，水不能太多，莜面必须能成团。然后就可以开始撮鱼了。莜面鱼鱼撮好后，把它倒入开水中煮熟，与此同时，还可以把切成条的土豆放入一起煮，只需要4-5分钟就煮熟了，把煮熟的鱼鱼和土豆捞出来，就可以下锅炒了。放入适量的油，放入点姜片和蒜片呛锅，放入青红辣翻炒，再把煮熟的莜面鱼鱼和土豆倒入，倒入青蒜，加少许的酱油着色，起锅前加入鸡粉和味精，就可以了。

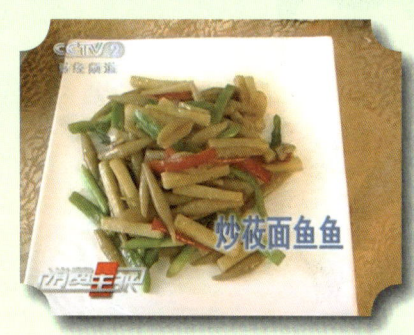

本期精粹

健康之道，养生为先，养生之道，五谷为先。我们的老祖宗在很久以前就提出了"杂粮养生"的概念。但是这五谷杂粮，绝不可以随便吃，只有在饮食中根据自己的体质、病症以及季节的变化合理安排饮食，才能达到杂粮养生的效果和目的，建议您可以请教一下营养专家，说清楚自己的身体状况，让专家为你提供一份适合的营养食谱。

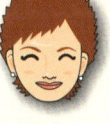

黑色食品诱惑何在

主持人：

黑米、黑豆、黑芝麻，黑色食品藏着多少学问？看上去是黑色，就是黑色食品吗？颜色越深就越有营养吗？以黑白论英雄，到底科学不科学？

黑米、黑豆、黑芝麻，这些以"黑"字打头的食品是越来越受消费者欢迎了，究其原因，大家都会说为了健康啊，黑色食品有营养啊。即便有些黑色食品的价格更高一些，但消费者也认为物有所值。

黑色食品与其他颜色的食品究竟有什么差异？黑色食品真的如人们期待的那样不平凡吗？

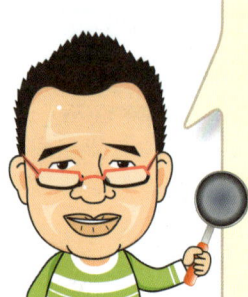

🚫 生活误区

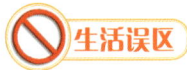 **以黑补黑**

刘女士为了能让头发变黑，真是费了一番工夫。醋泡黑豆、黑米糕和黑芝麻拌酸奶。还有这黑米糕看上去硬硬的，似乎不太好吃啊，可是为了重新找回乌黑亮丽的秀发，刘女士豁出去了，再难吃也要吃！可是，刘女士吃的这些黑色食物和她的这些奇怪吃法真的能让头发变黑吗？

误区二　吃黑补肾

辛女士买的黑色食品是乌鸡、桂圆、海带和黑豆。不用说，她一定要煲汤。她觉得喝乌鸡汤能起到补肾效果。黑色食品能补肾？好像有这种说法。可是辛阿姨把这一堆黑色的食物放在一起煮，能起到补肾的作用吗？

8

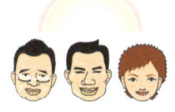

专家解答 ★ 杨智旭（北京市西苑中医医院急诊科主任）

专家：精血亏虚，尤其血亏往往容易脱发，容易头发早白。如果还有腿软的情况，也是因为肝肾亏虚，而肝肾亏虚会导致气血不足，使头发得不到足够的营养，所以引起头发变白。平时肠胃消化不好，就更不能吃黑豆和芝麻拌酸奶了，酸奶和黑芝麻都有润肠和通便的作用。黑豆如果吃多了，也会影响消化，因为刘女士本身脾胃就比较差一些，很容易腹泻，再吃这些就不那么恰当了。

专家：辛女士容易手脚冰凉，很怕冷，晚上起夜比较多。这都是肾虚的表现。而乌鸡汤确实有补肾功效，但是辛女士不适合喝，从辛女士的脉象和舌象来看，属于肾阳亏虚。黑豆和乌鸡都是滋补肾阴的，所以辛女士不太适合。

所以说，自己选择的黑色食品不恰当，是起不到任何效果的。当然，这里指的效果并不是没有营养，是指 补 。

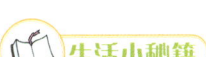

认清什么才是 **黑色食品**

食品如果按颜色分类的话有白色、黄色、红色、绿色和黑色之分。有一种说法：食物的颜色越深营养越高。所以，黑色食品被人们推崇备至。可是，这种说法到底对不对呢？究竟哪些食物被划为黑色食品呢？

▶ 黑色食品谎言一：酱油是黑色食品

很多人都认为是黑色食品的酱油竟然不是黑色食品！

原来，生产酱油的原料并不是黑豆。颜色之所以深是因为生抽是经过了发酵，而老抽除了发酵，还加入了焦糖色，所以颜色才近似于黑色。

▶ 黑色食品谎言二：黑米比白米营养价值高

为什么黑米比白米、小米等的价格高这么多呢？难道是因为它的营养价值高吗？黑米贵不是因为它的营养价值比白米高，而是因为它的产量少，物以稀为贵！黑米之所以是黑色的，是因为它含有一种叫花色苷的物质，这种物质分布在很多蔬菜水果中，除此之外，黑米和白米在营养成分上的确没有太大的差别。

▶ 黑色食品谎言三：黑芝麻比白芝麻营养价值高

大家普遍都认为黑芝麻的营养要比白芝麻高，真的是这样吗？其实，黑芝麻和白芝麻从营养成分上来看，也没有太大的差别，如果非要说有差别的话，那就是一个是黑色，一个是白色。

▶ 黑色食品谎言四：乌鸡比老母鸡营养高

乌鸡在补气血和补肾的功效上，确实要高于我们的白母鸡的。但是，从营养成分角度来看，它们两个没明显的特殊区别。

▶ 黑色食品谎言五：黑豆比黄豆好

黑豆的粗纤维含量略高于黄豆，但黄豆的蛋白质含量还要略高于黑豆呢，而其他的营养素也并没有太大的差别。

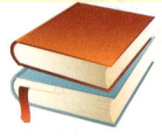

本期精粹

每种颜色的食物都有它特定的营养成分，白色食品的含钙量就要高于黑色食品，而黄色食品具有健脾健胃的功效，绿色食物含有丰富的叶绿素，红色食品的胡萝卜素含量比较高！所以盲目地迷信黑色食品，是一种错误的饮食方法，只有膳食平衡，才能吸收全面的营养。

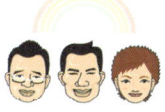

黑豆走红，如何下口

主持人：
煮着吃、泡着吃、打碎吃，小小黑豆究竟哪种吃法更科学？能补肾、能乌发、能解毒，黑豆营养价值几何？

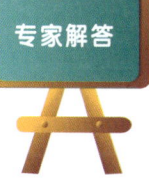

专家解答

★ **冯兴中**（北京世纪坛医院中医科主任）
★ **李　宁**（北京协和医院营养师）

▶ **问题一：黑豆补肾？这种说法有道理吗？**

专家：黑豆增强肾气，并不是因为它的样子看上去跟肾脏很像，祖国医学对黑豆的功效是有明确评价的，比如《本草纲目》中就这样记载："豆有五色，各治五脏，惟黑豆属水性寒，可以入肾。治水、消胀、下气、治风热而活血解毒。"唐代医家孙思邈说过，少食黑豆能醒脾，多食则伤脾。养生切记一点，不能脱离实际的日常生活，不能过度。

11

 吃个明白

▶ **问题二：黑豆是不是就比别的豆子更有营养？**

专家：首先澄清一个误区，我们平日经常吃的豆子虽然都叫豆，但是从营养的角度看，这些豆子并不是一家人。红小豆和绿豆属于杂豆类，在食物分类上，这类豆含的主要营养素是淀粉，而不是蛋白质。而大豆呢，包括黑豆、黄豆和青豆主要是蛋白质和（植物）脂肪。黑豆和黄豆从营养成分上来看，几乎是没有什么差别的。它们之间最大的差别，就是黑豆中含有花青素，黄豆中含有β胡萝卜素。从蛋白质、脂肪、碳水化合物、微量的营养素、维生素的角度上讲，都没有什么大的差别。

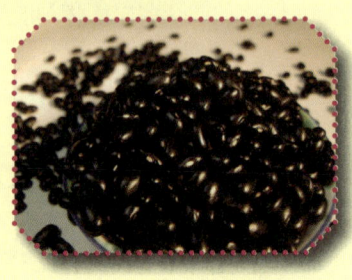

豆制品比大豆本身吸收率会好一些。因为，它经过加工蛋白质有一些变化，另外，像豆浆，它要经过一定过滤，就把一些豆渣去掉了。剩下的部分是更好吸收的。因为豆渣里含的主要是膳食纤维，所以，对于有些人来说不是特别好吸收。

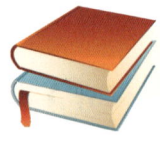

本期精粹

无论是红豆、黄豆，还是黑豆，无论是哪种吃法，它们的营养价值都相差无几。专家特别提醒大家，任何食物都有自身的营养价值，不要盲目崇拜某一种食物所带来的营养，根据自身需要，膳食均衡才是最有效、最科学的进补方式。

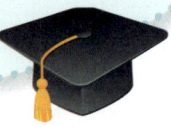

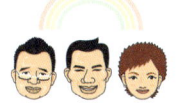

你会吃燕麦片吗

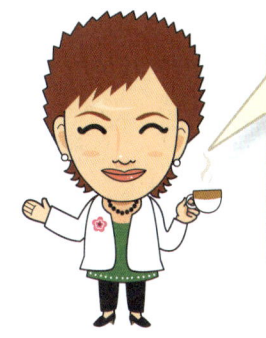

主持人：
说到健康食品，燕麦片成为很多人的时尚选择。天然啊、绿色啊、粗粮啊，甚至降血脂、降血压啊，大家说起来都头头是道。只不过，真要到买燕麦片的时候，您可不一定能买对，那麦片究竟该怎么选呢？

生活误区 分不清的麦片

如今都说燕麦片营养好，很多人把它当成了必备的一种早餐。可是，记者在超市的货架上却发现了各种各样的燕麦片，有即食燕麦片、营养燕麦片、混合燕麦片等等。面对各种包装、各个品牌玲琅满目的燕麦片，您知道它们都有什么区别吗？

专家解答

大多数的消费者并不知道这些包装花花绿绿的燕麦片究竟该怎样区分，购买的时候经常会挑花了眼。那么这些燕麦片究竟是怎么分类的呢？

★ **赵炜**：中国农科院燕麦课题组老师

专家：市场上现在卖的那一些燕麦麦片产品里边，主要是分成三类。一类是营养麦片；还有一种麦片就是燕麦营养或者是复合燕麦片；再一种就是纯燕麦片了。在超市挑选燕麦片的时候，首先要看包装背面的成分表。如果成分表里的原料只有燕麦一种，说明就是纯燕麦片，如果成分表中燕麦排在第一位，后面还有其他谷物和配料，说明这是复合燕麦片；而燕麦在成分表中排在后面，占的比例也非常少的话，那就不是燕麦片了，而只能称之为是麦片了。

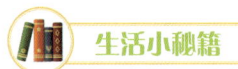 **生活小秘籍**

麦片应该怎么选

虽然市面上卖的很多都叫燕麦片,但是成分却大不相同。一些加入了各种配料、各种营养素的燕麦片的价格往往都要比纯燕麦片的价格要高,其实,专家说了,营养素多并不代表营养价值高,价格贵往往贵在花里胡哨的外包装上了。

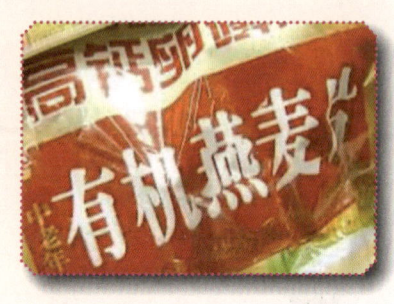

我们发现很多包装花哨的燕麦片的配料表中发现几乎都有一种配料——植脂末。这个植脂末到底是什么东西呢?植脂末又叫奶精,是典型的"健康"食品包装下的"不健康"添加剂。它含有氢化植物油,其中含有较多的是反式脂肪酸。反式脂肪酸可能会引起动脉硬化等心血管疾病,对身体非常不利。在麦片产品中加入植脂末也是为了增加麦片的口感,这样喝起来会更香。

其实,燕麦本身的营养已经很好了,无需再加其他营养素。建议大家在购买燕麦片的时候还是买不添加任何配料的纯燕麦片比较好。

 生活小知识

燕麦到底是什么?对我们的身体有什么好处?

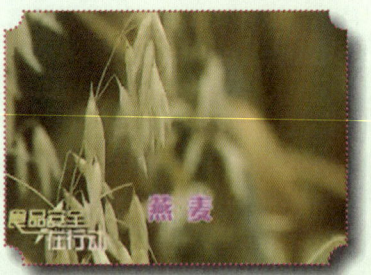

燕麦实际上就是我们平时所说的莜麦,在我国华北地区和西北地区种植广泛。乍看上去,燕麦和小麦有些相似,但是一比较却会发现,小麦的麦穗比较紧密饱满,而燕麦的麦穗却比较分散并且向下垂,所以有些地方把燕麦又称为铃铛麦。

燕麦可以作为一种低糖食品,它可以在一定程度上控制血糖的上升。燕麦中所含的β葡聚糖也具有降血脂的功效。而食用燕麦中的β葡聚糖纤维,使人在长时间内都没有饥饿感,所以,对减肥是有一定好处的。

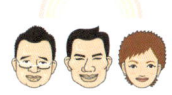

我们吃的燕麦又是怎样制作出来的呢？

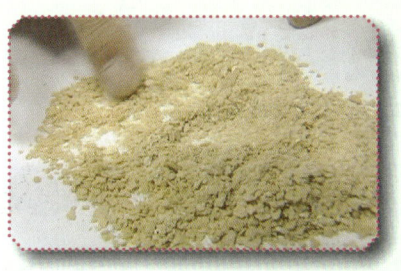

燕麦在加工成燕麦片之前，首先要经过的第一道工序就是原料筛选，被筛选出来的燕麦才有机会进入到第二道工序，那就是清洗，被洗干净的燕麦接下来要进入到一个特殊环节，蒸气灭霉，只有通过40分钟的高温桑拿之后，加工出来的燕麦片才会有较长的保质期。不过，光蒸桑拿不行，还得进入烤箱里烘烤，水分烤得差不多了，就要进入色选机和人工两次面试，颜色不好看的或者是外皮没有脱掉的，统统被拒之门外！

过五关斩六将之后，能留下来的优质燕麦才可以到压片机上被压成燕麦片，即食燕麦会被压成0.3到0.5毫米之间的薄片，而煮食燕麦片的厚度是在0.5到0.8毫米之间。所以说，即食燕麦和煮食燕麦的生产流程是一样的，只不过厚度不一样罢了。

压成燕麦片之后还要经过最后一次微波烘烤，就可以直接装袋食用了。

专家支招

天然的燕麦还分即食燕麦和煮食燕麦。即食燕麦就是用开水冲泡后食用，而煮食燕麦需要放入锅里用开水煮，那这两种燕麦又有什么区别呢？

煮过的燕麦它糊化度数达到80%多，口感会好一些，而这种冲泡的呢只能达到20%，口感自然就差一些。但是要记住，口感最好的是中等厚度的需要煮三五分钟的燕麦片了。而煮食燕麦和即食燕麦在营养上是没有很大差异的。

本期精粹

不管什么食品，我们买它就是为了吸收它的营养。所以，买的时候就要注意：第一，不能被花哨的外表所迷惑，冲着包装上的宣传去购买，很容易走上岔道；第二，包装上的成分表是一定要看的，要警惕那些混迹在健康食品里的不那么健康的添加剂；第三，要健康，还是要口感，这的确是个问题，最健康的不见得有最好的口感，口感好的往往是因为借助了各种各样的添加剂，在买的时候，一定要做好抉择。

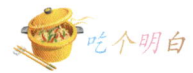

还原"排酸肉"

主持人:

现在市场上肉的种类很多,什么鲜肉、排酸肉、冷冻肉等等。从字面上说,鲜肉,大概就是刚宰杀出来的肉;冷冻肉,自然是出于冰冻状态的肉。就这排酸肉,有些看不懂。排酸,这肉到底排出了什么酸?它是怎么排的?排酸之后,这肉的营养价值是更高,还是更低了呢?

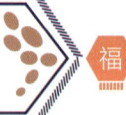

现场直击

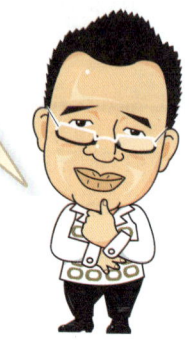

排酸肉 又叫冷鲜肉,从一开始的加工到最终端上消费者的餐桌要经过三个过程——制作、配送和终端销售。其中,加工制作又分为五个步骤:屠宰、检验、排酸、分解和包装,每一步都有严格的工序。

由于生猪刚被宰杀的时候,受到紧张和恐惧等因素的影响,体温会迅速上升到40度左右,这也是细菌生长的最佳温度。所以,为了抑制细菌的滋生,工厂会在最短时间内将生猪的温度降低,尤其是排酸肉的制作,整个过程都要在冷链的环境下完成。还要将猪毛剔除。

为了保证排酸肉的安全性,从生猪进入工厂到排酸室,一共要经过包括宰杀前的瘦肉精检测,宰杀后的寄生虫检测等各种相关检测,一共13项。不仅如此,这些检测也被要求在最短时间内完成,完成剃毛和检验一共只需35分钟左右。接下来,这些被宰杀的猪肉就被送入到排酸肉制作过程中最重要的地方——排酸室。排酸室实际上就是一个温度控制在0℃到4℃左右的冷库,平时,除了往里送肉和往外拉肉,冷库的门都是关闭的。所谓排酸,也就是将已经剃完毛和检验合格的猪在冷库里放置12到24小时,并不需要进行其他特别的处理。

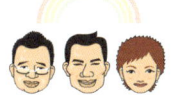

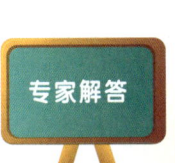

专家解答

究竟**排酸肉**和其他肉相比有什么不同？它的营养价值比其他肉更高吗？

★ **南庆贤**（中国农业大学动物食品学院教授）

专家：肉一共分为鲜肉、冷鲜肉和冷冻肉三种，排酸肉实际就是冷鲜肉。冷鲜肉就是把刚宰杀完的猪，不经过任何处理直接拿到市场上销售的肉；冷冻肉是就是把宰后的肉先放入-30℃以下的冷库中冻结，然后在-18℃环境下保藏，并以冻结状态销售的肉。相比鲜肉和冷冻肉，排酸肉并没有特殊的营养价值。但是，由于排酸肉加工制作的全过程始终处于严格监控下，卫生品质比热鲜肉要高，汁液流失少，而且还经过了肉的成熟过程，所以，在安全性和口感上排酸肉比冷冻肉和鲜肉都要好。

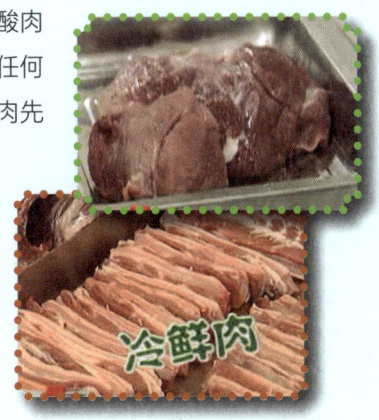

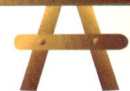

专家支招

因为冷冻肉在销售的时候已经冻结了，消费者可以很直观地进行辨别。可热鲜肉和冷鲜肉，这两种肉肉眼看上去很难区分，有没有什么辨别的办法呢？

方法一：观颜色，排酸肉色泽比较鲜艳，而鲜肉色泽比较暗红。

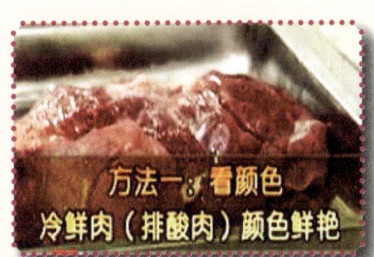

方法二：闻气味，

排酸肉没有什么味道，

而鲜肉则有些腥味。

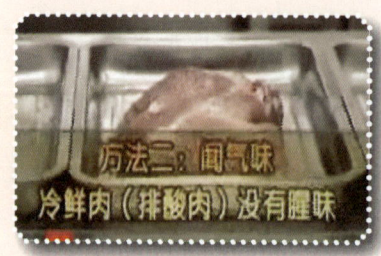

方法三：看质地，

冷鲜肉用手指按压弹性非常好，

而鲜肉没有多少弹性，

用手指按压下去很难复原。

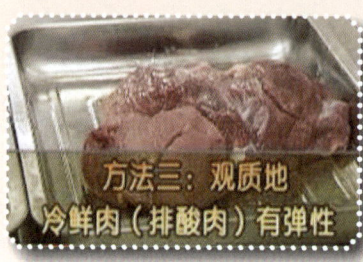

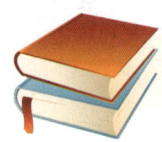

本期精粹

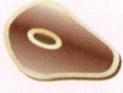

所谓排酸肉，其实就是冷鲜肉。和别的肉相比，它并不具备更高的营养价值，更不是排出了什么毒素。但它更符合现代食品工业生产和运输的要求，从安全性和口感方面来看，更符合人们的需要而已。所以，千万不要给排酸肉戴上这样那样的高帽子，更不要听信个别商家的误导性宣传。

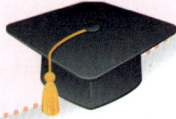

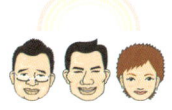

云里雾里看鸡蛋

主持人：

有个关于鸡蛋的笑话。有一个鸡蛋去茶馆喝茶，结果它变成了茶叶蛋；有一个鸡蛋跑去松花江游泳，结果它变成了松花蛋；有一个鸡蛋跑到了山东，结果变成了鲁（卤）蛋。

笑话非常无厘头，但用来比拟市面上五花八门的鸡蛋，却很贴切。本来都叫鸡蛋，都是母鸡所生，只是为它诞生的鸡窝不同，有草窝有大棚，或者上了山下了乡，就有了各种好听的名字，于是乎，身价就涨了。

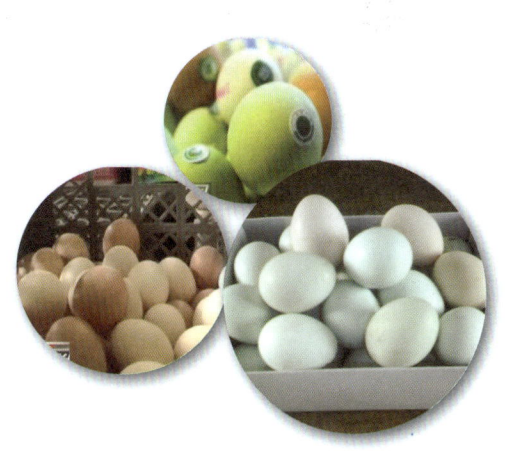
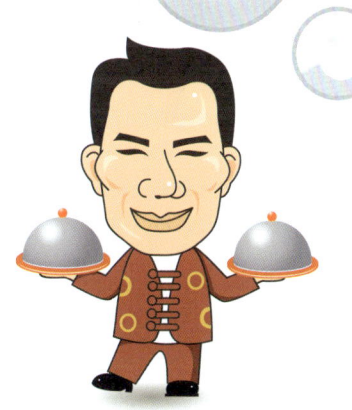

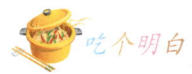

生活小常识

现在市场上鸡蛋的名字就得有十几种。绿色鸡蛋、有机鸡蛋、无公害鸡蛋、乌鸡蛋、柴鸡蛋、草鸡蛋、土鸡蛋，除了这些，还有初产蛋。

鸡蛋的划分是有标准的。目前鸡蛋被划分为三个级别，有机鸡蛋、绿色鸡蛋、无公害鸡蛋。这三个级别的鸡蛋需要经过国家特定的检测机构检测，得到证书以后才能够叫这些名字。

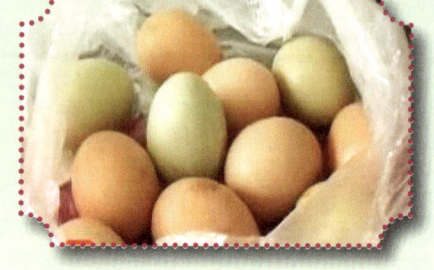

有机鸡蛋是指鸡在饲养过程中吃的一切食品包括饮用水都是有机的，不能使用化肥或任何化学合成的东西，而且生长环境没有任何污染，据说有的还会给鸡听音乐呢。

绿色鸡蛋是指遵照食品相关标准，使用符合绿色食品要求的原料、设备、相关质量要求，并遵循绿色食品规范进行生产的鸡蛋。

"无公害鸡蛋"中所说的"公害"，主要针对的是重金属、抗生素和有害微生物三大类公害残留物。顾名思义，无公害鸡蛋就是不含这三大类有毒残留物的鸡蛋。

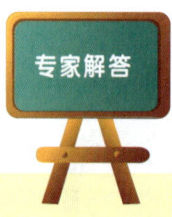 ★ 徐桂云

（中国农业大学动物研究学院教授）

▶ 问题一：鸡蛋不以营养论高低？

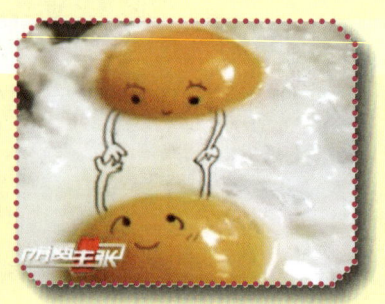

专家：鸡蛋一般分为两大类。一种是专门化培育品种，也就是具备一定规模的、专门养了用来下蛋的鸡产的蛋；另外一种是地方品种，就是像乌鸡、柴鸡、草鸡等农户散养的鸡下的蛋，产量比较少。实际上，虽然鸡蛋的类型很多，但是它的营养价值很难判断，或者是很

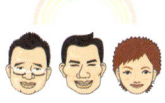

难给一个明确的评价。比如说，有机鸡蛋营养价值并不一定比普通鸡蛋的营养价值高。鸡蛋的主要营养成分是蛋白质、脂肪和维生素，虽然鸡蛋的名称各有不同，但它们的营养价值并没有太大的差别。很多人觉得价格高的鸡蛋可能营养价值就高，这个概念应该是不对的。

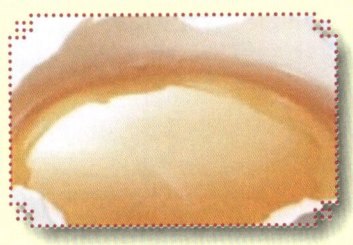

▶ **问题二：鸡蛋价值不以营养来衡定，而是取决于安全性？**

专家：经过国家认证的有机鸡蛋、绿色鸡蛋和无公害鸡蛋，它们食用的安全性是有保障的，所以鸡蛋的价格就高。土鸡蛋因为它有放养的方式，另外因为它是土鸡产的，这样它的产量比较低。大家都认为这种鸡蛋吃起来感觉好吃，香味比较浓一点，这样它的价值就体现出来了，价格比较高。价格高的鸡蛋并不代表它的营养价值就高，但关键是，有国家认证的那些鸡蛋吃起来可以让你更放心一些。而且通过认证的这些鸡蛋呢，或者说这些鸡蛋上有标签的就是你可以追溯到是哪个公司的甚至是哪只鸡下的。

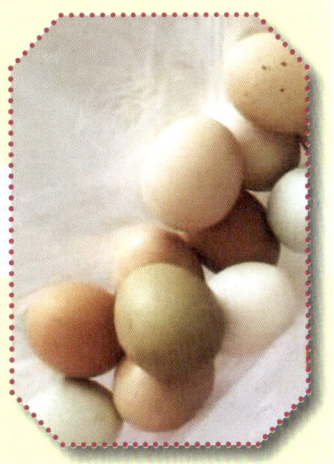

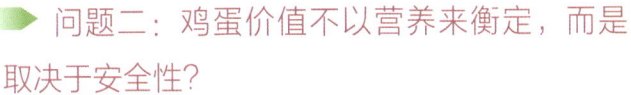

生活小秘籍：鸡蛋怎样挑？

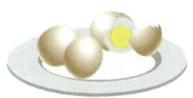

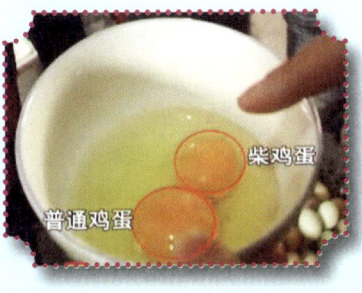

虽然鸡蛋不以营养论高低贵贱，但却有一点会直接影响到鸡蛋的营养，甚至是食用安全性，究竟是哪一点呢？那就是鸡蛋的新鲜程度。下面教大家一个小方法：鸡蛋打碎之后摊在盘子里，稀蛋白和浓蛋白的结构越紧凑，浓蛋白的高度越高说明鸡蛋越新鲜。如果蛋白很分散，铺满了盘子，说明鸡蛋不新鲜了。还有就是，把鸡蛋壳打开之后，里面有一层膜，膜这边是蛋黄，膜那边应该是空的，气室越大，也就是空的地方越大，鸡蛋越不新鲜。

五分钟营养达人

下面教大家做几道既简单又营养的用鸡蛋做的菜。

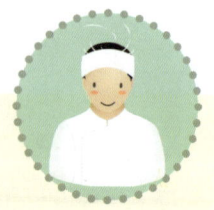

第一道——赛螃蟹

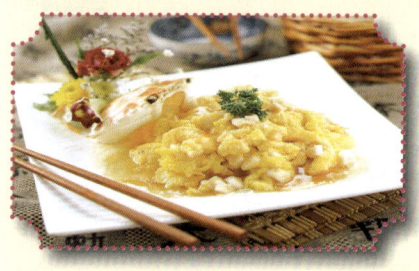

制作美味的赛螃蟹需要用到鸡蛋和黄花鱼，配料要用到胡椒粉、料酒、蛋黄、葱姜末，当然，盐是少不了的。如果买不到新鲜的黄花鱼，用冰鲜的一样美味。首先在鱼的脊背上开一刀，沿着脊椎骨把鱼肉片下来，切成小丁。接下来，鸡蛋就要登场了，做这个菜用四个鸡蛋就够了。鸡蛋液搅好之后，把刚才入过味的鱼丁倒进来放在一边备用。然后在锅里放少量的油。倒入鸡蛋液和鱼肉丁之后，迅速搅拌，以免粘锅。大概炒到七成熟的时候，再来两勺鸡汤，家里如果没有鸡汤，放清水也行，当然了，现成的鸡汤在超市里也能买到。接下来，再来点盐、胡椒粉和一勺料酒。最后，再撒上一点咸蛋黄。

第二道——滑蛋虾仁

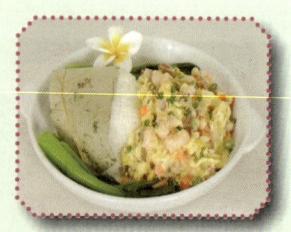

滑蛋虾仁自然少不了鸡蛋和虾仁了，当然，还要准备一小碗牛奶，葱姜末、盐和红椒粒。首先，也把鸡蛋打成蛋液，倒入适量的水，继续把蛋液搅拌均匀；接下来，把虾仁先过水里焯一下，等虾仁变色之后，捞出来放在一边备用。这时，把鸡蛋液倒入焯过虾仁的水中，要一点点的慢慢倒入，这样蛋花会比较均匀，开锅之后，把蛋液倒在漏勺里，把水滤出来。接下来就开始炒菜了。盐不要放太多，然后把焯过水的虾仁和鸡蛋倒入锅里，混合炒匀，一道美味的滑蛋虾仁就可以出锅了。

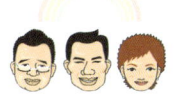

第三道——摊鸡蛋饼

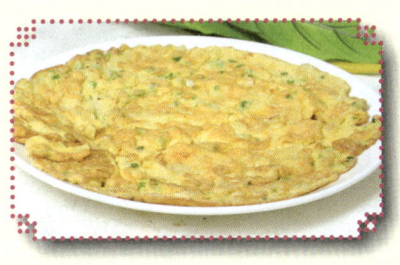

摊鸡蛋饼用到的原料非常简单,鸡蛋、熟玉米粒、胡萝卜丁、青豆、牛奶、盐。首先,还是取四个鸡蛋,打成鸡蛋液,然后放入一点盐,倒入一小碗牛奶,再撒上一点葱花,搅拌均匀。接下来,把胡萝卜丁、熟玉米粒和青豆都倒入鸡蛋液里就可以下锅煎了,油可以多放一点,因为放少了会粘锅的。将鸡蛋液慢慢倒入锅里,轻轻晃动锅底,很快,鸡蛋饼就摊好了。

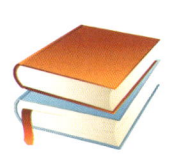

本期精粹

各种鸡蛋营养差异不大,价格高低取决于饲养成本。相对来说,在饲养环节注重安全性的鸡蛋,成本高,卖价就高。现在市场上有一些鸡蛋玩着各种概念,大肆地夸大营养成分,甚至宣传疗效和功能,套个好听的名字就卖高价。专家说了,有的鸡饲料中可能加入了微量元素,但这只能让鸡蛋的营养发生非常细微的变化,绝不可能让鸡蛋具备某种特殊功能。鸡蛋的营养成分大致由蛋白质、脂肪、维生素、卵磷脂和少量矿物质组成。鸡蛋无论怎样,其营养价值都不会超出这个范围。有的蛋,维生素A、维生素B族可能略高一些,有的蛋呢,脂肪、维生素E可能多些,还有一些鸡蛋,口感可能会好一些,但并不表明它的营养价值就比普通鸡蛋高。所以,只要是新鲜的、来源安全的鸡蛋,三四元一斤,一样满足人体对营养的摄取,当然一次不要买太多,现吃现买最好。

你会吃素吗

主持人：

　　大鱼大肉，诱惑挡不住，指标异常，体检亮红灯；口福为健康让路，吃素食也有讲究。吃素没吃瘦，体重反增长，原因何在？荤腥不沾，专吃素食，就能吃出健康吗？

生活误区

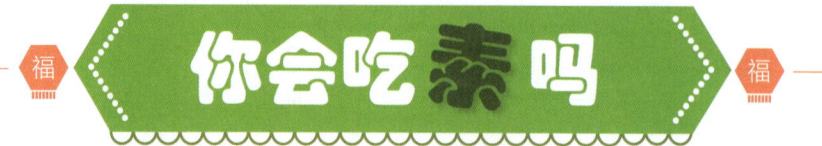

误区一　都是吃素惹的祸

　　32岁的王芳身体一向很健康，去年体检时，年纪轻轻的她却被检查出患有脂肪肝，医生告诉她要注意合理饮食，多吃些清淡的食物。于是，王女士给自己制订了一个食谱，早餐：一小碗稀饭，一个小花卷；午餐：米饭加青菜，或者豆腐；晚餐：一碗稀粥，少量水果。就这样一个全素的食谱，王女士坚持了近一年。刚开始吃的时候，王女士确实觉得身体非常轻松，整个人都神清气爽的，人也瘦了不少。可最近几天，她总是觉得脚下软绵绵的，头也总是晕晕的，而且特别容易犯困，老想睡觉。有一天，她突然就晕倒了。

误区二　吃素真的健康吗？

　　小静吃素食是为了降低胆固醇，但是发现胆固醇还没降下来呢，人反倒胖了。她看了一些关于仿荤菜的网页，有人说吃仿荤菜能减肥，因为都是素菜，也有人说仿荤菜是为了追求形状和口味，人为地添加了很多油脂，对健康不利，她决定问个清楚。

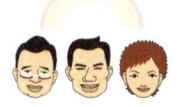

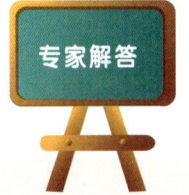

营养师 ★ 王宜　　**烹饪大师 ★ 唐习鹏**

　　专家：像王女士这样完全不吃肉、不喝牛奶甚至连鸡蛋也不吃的绝对"素食"者属于偏执性吃素，如此吃素很容易出现营养不良或贫血，血脂和血压可能是控制住了，但其他疾病却会找上门来，吃素带来的并不是健康。像三高、糖尿病、脂肪肝等患者，大夫建议吃素，是一种治疗的方式，它是间断性的，也是一种口味和生活方式的调整，但是不能长此以往的坚持下去，一旦身体恢复正常，是要停止这种饮食的。而且，在治疗过程中，还应补充一些相应的食物，比如要补充一些钙源，在这里我们要补充一些牛奶。补充一点我们说的蛋类，这样的话我们可以在素中还能够平衡，对身体是非常好的。

　　专家：植物油所产生的热量和动物油其实是一样的。仿荤菜所用的原料本身是没有味道的，如果想做得跟肉的口味相似，那就要多用油。豆制品其实都是经过油炸之后，然后再用卤汤卤出来放在那里，这个卤汤里面很多都是动物性原材料加工而成的，为了增加它的香味。你要觉得跟肉像，那它肯定里面含有大量的油脂。这些做法会带来过多的能量，食用过多的话一样容易升高血压血脂，并诱发脂肪肝和肾脏疾病。

生活小秘籍：另类素食您吃过吗？

　　仿荤菜的出现可以帮助为了减肥而对肉食敬而远之的瘦身一族解解馋，当然了，也可以让一些因为某种信仰而崇尚吃素的人小饱一下口福。

　　仿荤菜根据制作原料的不同，可以分为五大类：菌类仿荤菜、豆制品类仿荤菜、魔芋类仿荤、面筋类仿荤菜和时蔬类仿荤菜。这些都是大豆经过去油、去糖、去干燥处理以后，加入的纯素香料，制作成素鱼、素鸭、素肠等。仿荤菜形状像荤菜自然不必说了，但令人称奇的是无论口感、口味还是嚼劲都非常像荤菜，如果第一次在事先不知道的情况下吃到的话，十有八九都会上当哦！

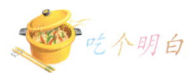

　　仿荤菜在制作时，也会考虑到给模仿荤菜的食材搭配一些清淡的蔬菜，不仅能解腻，均衡了营养，色泽也鲜艳，容易引起人的食欲。仿荤菜在制作时，韭菜、葱、蒜这些配料是从来都不用的，因为吃素者一般都不喜欢吃一些气味比较浓的菜。

　　仿荤菜最早出现在台湾，作为一种时尚流行菜，一方面是为了迎合食客在口味上追求与众不同，另一方面也可以作为素食者从吃肉到吃素的一种过渡。如果厌倦了长期吃素又不敢吃肉的话，仿荤菜应该是不错的选择。

五分钟营养达人

下面教大家做几道简单方便又营养的仿荤菜。

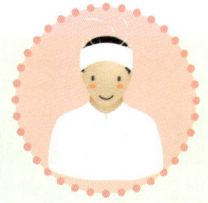

第一道——仿荤糖醋鱼

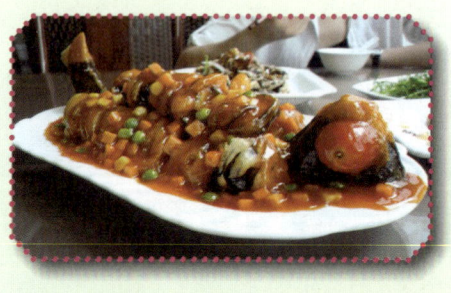

　　制作仿荤糖醋鱼要用到素鱼、茄子、青豆、玉米粒、素火腿粒和胡萝卜丁。鱼的身子是用茄子做成的，而素鱼在这道菜中只是充当鱼头和鱼尾的角色。首先，将茄子用蓑衣花刀切好备用。把脆皮粉加入一些凉水，混合均匀，打成稀糊状就可以了。下面就该油炸茄子鱼了。先把改过刀的茄子用脆皮糊裹均匀，大概油温七成热的时候，放入茄子，然后再把素鱼的头和尾也放入油锅里一起炸，待茄子彻底定型，鱼头鱼尾充分炸透就可以捞出来了。然后在锅里放点油和姜末爆锅，加入一点清水，放入两勺番茄酱，然后来点白醋，再来上一大勺白糖！待酱汁变得粘稠后，放入焯过水的各种丁，最后勾点芡汁，仿荤鱼的糖醋汁就做好了。

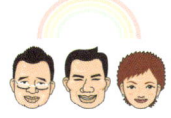
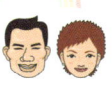

CCTV2 财经频道

第二道——豆角素肉丸

这道菜的原料有豆角、素肉馅和香菇。首先要把豆角焯水,为了增加豆角的韧性。接着,把豆角盘成结。把香菇切成丁放入素肉馅中,充分搅拌均匀,就该调味了。取少许的蘑菇精,放一点白糖、胡椒粉、淀粉,抓好。将打好的豆角结也要沾干淀粉。然后,把肉馅分别塞到豆角结两面的缝隙中。接下来,先把豆角素肉丸放入油里炸熟炸透,再用干辣椒爆锅,再加入郫县豆瓣和辣椒酱,放点盐红烧就行了,美味的豆角素肉丸出锅了!

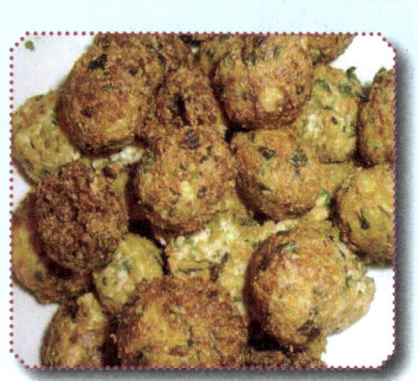

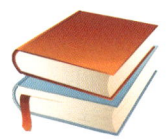

本期精粹

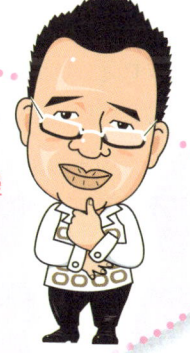

素食不等于健康,即便素食也需要明智选择才能有效降低慢性病的风险,荤素搭配才是健康理念。

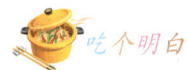

食油与绿叶的讲究

主持人：

民以食为天，餐餐油为先。您可能昨天吃了虾，今天吃了鱼，昨天吃了白菜，今天吃了萝卜，别管吃什么菜，哪道菜都离不开油。用油多，菜才香，贪图口感伤及身体，这样吃油合适吗？

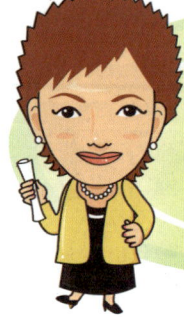

专家解答　徐桂云

★（中国农业大学动物研究学院教授）

是不是什么油吃多了都会对身体有害呢？

专家：现在市场上油的种类特别多，家家户户也有不同的选择。常见的用油其实它肯定有不同的成分、不同的特点。实际上是两类，两种主要成分。比方说橄榄油的主要成分80%都是欧米伽9。欧米伽9是一种油的成分，属于单不饱和脂肪酸，也叫油酸。除了橄榄油之外，像菜籽油、山茶油也都富含欧米伽9的成分。那这种油不会使你的血脂明显升高，也不会使你的血压有什么变化，它是一个比较安全的油。但是，富含欧米伽6的食用油却不能过多食用。如果吃得太多我们体重会增加，血压会升高，血脂、血粘度会增加，吃得太多对身体是有伤害的。所谓欧米伽6，属于多不饱和脂肪酸，也叫亚油酸。

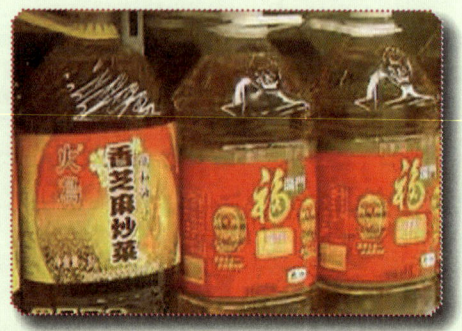

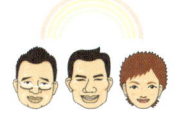

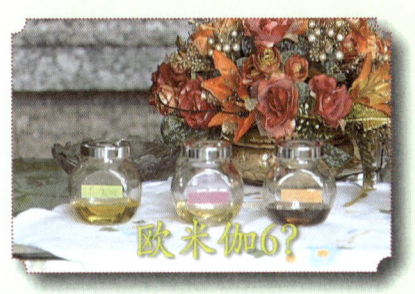

像我们日常生活中最常吃的花生油、葵花籽油、玉米油、大豆油、芝麻油都是以欧米伽6为主要成份的。欧米伽3这又是一种什么成分呢？欧米伽3跟欧米伽6这两种油统称人体必需脂肪酸，就是你必须要吃的。欧米伽9我们人体能合成，不是人体必需的。那么，欧米伽3跟欧米伽6必须是平衡状态。欧米伽3通常是在亚麻籽油里面。

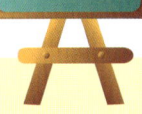
专家支招

调制的 **健康油**

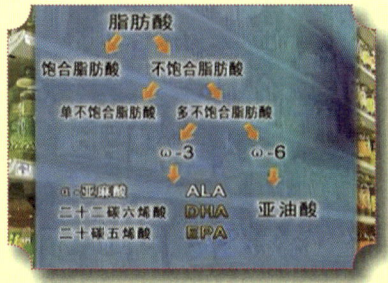

把玉米油和山茶油倒在一起，那么油里面就富含了欧米伽9和欧米伽6，倒入带刻度的油瓶里，200ml，然后再倒入200ml的亚麻籽油，健康的调和油就调制好了。

欧米伽3和欧米伽6之间的平衡是有比例的，按照中国营养学会的要求是4-6∶1，也就是4至6份欧米伽6的油配1份欧米伽3的油，这样营养就平衡了。

▶ 紫苏的妙用：

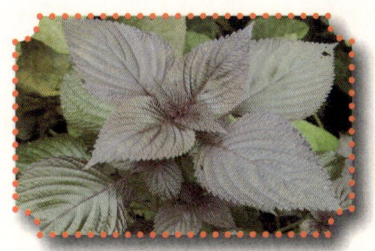

紫苏有淡淡的一股味，苏子叶的味道，这个味道有点像药的感觉。这紫苏浑身都是宝。它的叶子可以生吃，有化痰的作用，还有去感风寒的作用。夏天喜欢吹空调，得了空调病吃点苏子叶能散寒。紫苏叶，紫苏的梗和籽也各有功效。苏梗，可以理气、舒郁、止痛。苏籽，对镇咳平喘、祛痰很有效果。

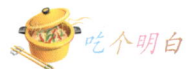

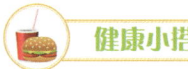 健康小搭配

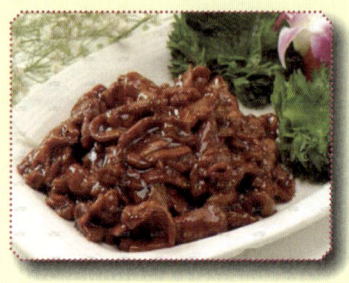

当我们想吃肉的时候,又怕吃多了不健康,我们就可以用紫苏卷着吃,名叫"紫苏肉卷"。紫苏富含欧米伽3,植物营养素也丰富,粗纤维也多,所以这样的荤素搭配,既满足了口感,又健康。

但我们想要吃虾仁怎么办呢?就用西红柿再加上番茄酱,用番茄红素来炒虾仁。这样营养又搭配好了,番茄红素就是抗氧化剂,即使多吃动物蛋白也没关系。

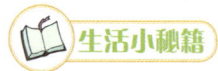 生活小秘籍

有人常说:"油多不坏菜",就是说炒菜时油放得越多,味道越鲜美,外观越好看,这的确不假。但是,从健康的角度来看,油吃多了可是要伤身的。那我们就从养生方面,看看怎样才能选到那些富含抗氧化剂、能够抗衰老的食物呢。

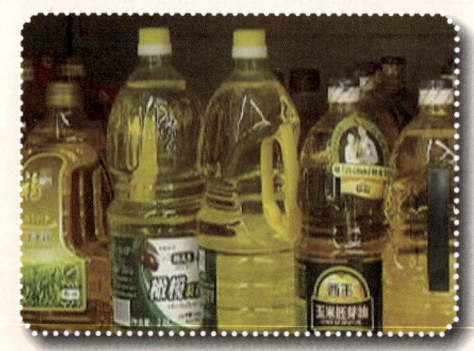

西红柿、菠菜和西兰花是我们常见到的蔬菜。西红柿是最好的,生吃吃的是维生素C,熟吃吃的是番茄红素。番茄红素的营养价值,要比维生素C大得多。

番茄红素的抗氧化能力比维生素C强50倍。菠菜怎么样呢?菠菜是绿色的,叶绿素含量比较高,含铁比较丰富。铁也是一种抗氧化剂,但它的抗氧化作用比较弱。西兰花是花椰菜,花椰菜是抗癌症最好的一种菜。营养特别丰富,但是不要炒得过熟。

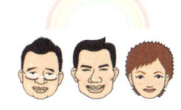

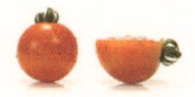

其实所有的蔬菜内都含有抗氧化剂，只是含量多少的区别。上述三种蔬菜中抗氧化作用最好的就是西红柿。除此之外，像茄子、紫葵、紫甘蓝，这些蔬菜都是深紫色的。不仅紫色的蔬菜富含抗氧化剂，而且紫色的水果也具有较强的抗氧化作用，像蓝莓、葡萄、桑葚等。

还有丝瓜，是非常好的蔬菜。营养价值极为丰富，植物营养素黄酮类含量很高，黄酮类的含量也很高。它含有1100多种植物营养素。

葡萄多酚、番茄红素、维生素C、维生素E、β-胡萝卜素、黄酮素，这些都是具有较强抗氧化作用的抗氧化剂。西红柿里富含番茄红素；柑橘类水果、草莓、青椒、西兰花等这些蔬果就富含维生素C；富含β-胡萝卜素的蔬果有胡萝卜、南瓜、马铃薯、哈密瓜、桃子等；富含葡萄多酚的蔬果有茄子、紫甘蓝、花生、葡萄等。

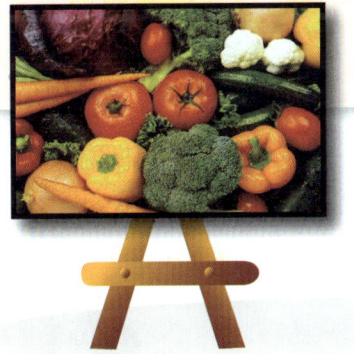

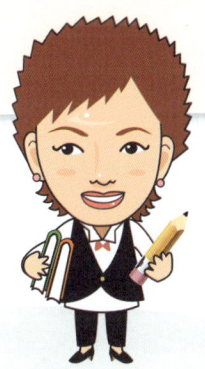

除了吃这些蔬菜之外,还要吃一些核桃、杏仁等坚果。因为,坚果里面含有的欧米伽3比较多,但不宜多吃。

还有平时泡水喝的一种花茶——玫瑰茄。玫瑰茄也叫洛神花,具有清凉降火、生津止渴的功效,非常适合夏季使用。而且,因为玫瑰茄中富含的抗氧化剂天然花青素、天然类黄酮素和天然总多酚,所以多喝玫瑰茄泡的水对美容养颜是大有好处。而且,一年四季都能喝。

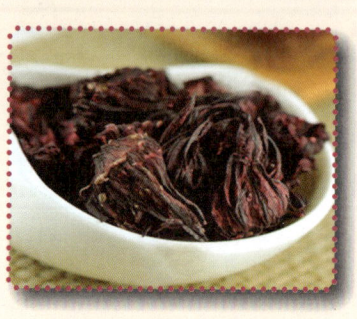
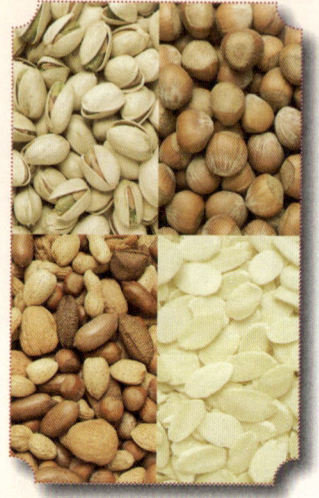

本期精粹

吃油要吃得健康,第一要限量,一人一天控制在25克左右。第二要搭配各种不同的油来吃。吃饭要荤素搭配,七口菜一口肉,食物颜色越丰富越好,多吃杂粮和拌菜!

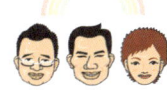 CCTV2 财经频道

醋 怎样才能选对

 主持人：

油盐酱醋，谁家厨房里都少不了这几样。到了超市，你会发现，如今的调味品种类太多了，油有若干种，酱也有若干种。醋呢，同样让你数不过来，陈醋、白醋、保健醋，等等。有人说，吃醋好啊，能降血脂，降血压，还可以美容。究竟醋有什么作用？哪种醋适合您呢？

专家解答

➤ **问题一：醋能保健吗？**

★ **李可基**：北京大学医学部人类营养学教授。
★ **冯兴中**：北京世纪坛医院中医科主任。
★ **赵俊英**：首都医科大学附属北京友谊医院皮肤科主任。

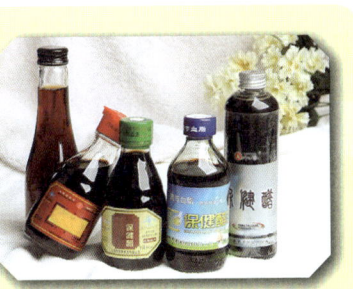

专家： 不仅是醋，包括其他的很多产品，都以保健作用为噱头，作为一个推销产品的概念，就是希望消费者来买，但保健这个问题要综合考虑。首先，它作为调味品，我们吃进去的量很小，而且进到我们体内，酸碱度会中和。所以，不管它含有什么成分，像氨基酸、矿物质等等，实际上量非常少。跟我们从食物当中摄入的这些，同样成分比的话，应该可以说是微乎其微，或者说可以忽略掉。

➤ **问题二：醋能养生吗？**

专家： 中医讲的养生，它不是对物来讲，而是对人来讲。养生就是养护生命，并不是说这个东西含多少氨基酸，多少营养成分。很多保健醋里写着有银耳、桂圆等这些中药材，这就要看具体的体质。气虚、血虚、气滞的这些病症，就适合吃。但是话说回来，如果这个醋里边真有这么大的治疗作用，那就没有必要上医院了。所以说，要真有这方面的病症的话，不如到医院找中医看一看，摸摸脉，开相应的中药，既对症还便宜得多。

▶ **问题三：醋能预防高血压和软化血管吗？**

专家：目前从科学上讲，并没有确切的证据证明醋能明显地降血压。另外，醋能软化血管，这更多的只是一种想象。所谓软化血管的作用，也就是氢离子，它并不可能大量地吸收到我们的体内，即使吸收到体内，也被碱性的物质给中和了，所以这种作用不可能存在。

▶ **问题四：醋能解酒治感冒吗？**

专家：醋是解不了酒，也治不了感冒的。因为3%—5%的醋酸挥发到空气中浓度很低，杀不死感冒病毒。

▶ **问题五：醋能减肥吗？**

专家：其实减肥就是一个人体总热量的出入平衡问题，一句话：少进多出。

▶ **问题六：醋能美容吗？**

专家：人的皮肤表层分为五层，而角质层就是最外边的一层，它很容易不断地脱落。所以，洗澡的时候，发现自己怎么一搓有泥啊，那就是角质层。醋能把这最浅的一层轻轻去掉，去掉以后皮肤就显得比较有光泽。不过，用醋去除角质层，要适度、适量，适合自己的皮肤，一周不要超过两次。

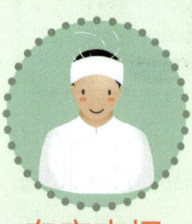

专家支招

说到夏季喝醋，冯主任教给大家一个喝醋解渴的小窍门。那就是醋加糖，还可以稳定情绪，促进睡眠。糖是甜的，醋是酸的，中医有个基本的道理叫作酸甘化阴。阴，就是夏天出汗多，就容易出现阴虚精亏、口干口渴，所以说，可以适当地喝点醋加糖，酸甘化阴会很好地缓解口干、口渴的情况。

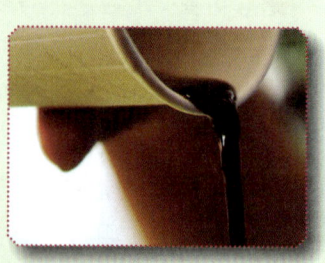

本期精粹

调味品作用不小，它可以让我们吃得更香，胃口更好，高品质的调味品还能给一道普通菜肴锦上添花。但是，调味品仅仅也就是调味品，出于这样那样商业性的目的，一味拔高调味品的所谓功效，是对消费者的误导。给油盐酱醋贴上再多炫目的标签，也无法改变它们只是调味品这样的简单事实。

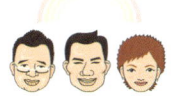 财经频道

膨化食品健康吗

主持人：

现在，我们的生活条件越来越好了，可供我们购买的美味食品，也越来越多种多样。我们很多大人小孩都爱吃零食，尤其是膨化食品。什么虾条、薯片、洋葱圈、爆米花，油炸的、非油炸的应有尽有，看得我们是眼花缭乱。那到底选择什么样的零食，怎么吃，才能既满足了口福，又不会影响我们的身体健康？什么样的零食可以放心大胆地吃，什么样的零食应当适度吃？零食应该怎么吃你知道吗？

薯片、雪饼、虾条……这些食品，松脆香甜、口味多样，它们大多是以面粉、小米、土豆等食物为原料，经过油炸、加热或添加膨松剂加工而成的，也就是我们常说的膨化食品。

这些膨化食品因为口味鲜美，成了很多孩子喜欢的零食，有的孩子甚至把膨化食品当作了主食来吃，一些家长对孩子也是听之任之。可是许多家长也许想不到，在膨化食品的制作过程中会有微量的铅进入到食品中，可能给孩子的健康埋下隐患。但是，非油炸的食品是不是就更好呢？是不是可以放心吃？

非油炸的膨化食品难道不会含铅吗？

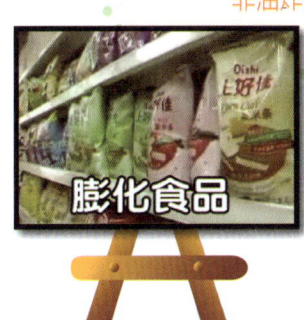
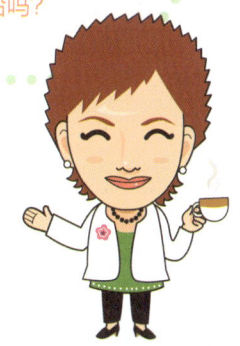

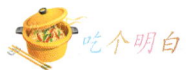

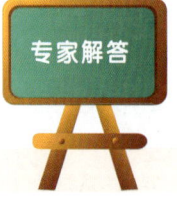

专家解答

★ **范志红**（中国农业大学副教授）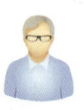

▶ 问题一：膨化食品对孩子到底有哪些害处？是不是就真的不能吃了？

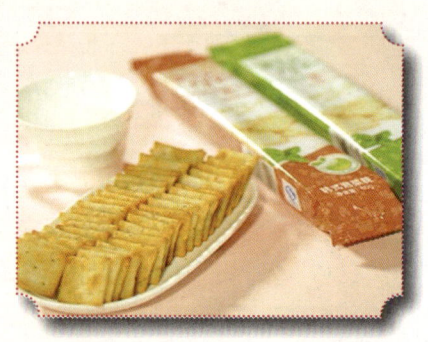

专家：油炸的、含有食品添加剂的、蓬松剂的，我们通通都不建议吃，因为孩子毕竟他的肝、肾都没有发育好，免疫系统也没有发育好，他的胃口又这么小，他吃的那些东西应该支持他正常的生长发育。在三岁以内的小孩我们根本不建议他吃任何这种食品。吃过之后，排不了这些有害的东西，得到的营养素就少了，小小的身体还要处理这么多污染以及一些有毒、有害的物质，真的是让他们不堪重负。而且，膨化食品吃多了，不但会导致孩子铅、铝的超标，而且给孩子带来的直接后果就是虚胖。实际上他们的肌肉是不发达的，长的都是一些脂肪。这样会严重影响孩子的生长发育和身体健康！

铅进入人体内首先会伤害儿童大脑，损伤周围神经系统，由于这个时期儿童的神经系统正处于发育完善的过程，对外界的毒性物质抵抗能力最为脆弱，铅严重损伤脑细胞正常代谢，影响智力发育。最为严重的是铅对儿童神经系统的伤害是永久性的、不可逆转的。其次铅毒对学习能力的影响也是比较严重的，铅毒能影响儿童的阅读能力、拼写能力、记忆能力等等，而且多动易怒、注意力下降、反应迟钝，导致学习成绩下降。铅过量还能影响钙、锌等营养元素的吸收，影响儿童骨骼的发育，由此造成的副作用严重影响儿童的心理行为。

有科学实验表明：小孩的铅中毒的剂量提高10个微克，小孩的智商就会降低6分到8分，小孩的身高会降低1公分到1.5公分。我们做父母的爱孩子固然重要，但是要讲究爱的方式方法。不要为了让孩子一时高兴毁掉他一生的健康。

▶ 问题二：非油炸的膨化食品是不是就可以放心吃了？

专家：首先肯定的是，非油炸比油炸的稍微好一点，避免了多次加热油，但是这绝不意味着里面油就一定少，这完全是两个概念。因为，非油炸的这些食品吃起来也是香脆的，达到这样的口感，没有油根本不可能。

▸ **问题三：既然非油炸和油炸都用油，为何标注非油炸呢？**

专家：有油是有油，但还是不一样的，这个油是一次性使用的。油炸不一样，它是把所有的材料扔到油里，洗个滚油澡，油是大量的，我们扔进去的东西比油要少很多。因为这个油汁经过反复的加热以后，它是会产生很多有毒、有害物质的，甚至产生多种致癌物。油炸的温度特别高，通常是达到160度以上，如果控制不好，可能还会达到200度以上。这样的话，食品长时间在这么高的温度下作用，既破坏营养素，同时又使油汁本身的结构发生变化。大家都以为这个油好像挺耐热的，烧了冒烟也没事，但是，油里面也在发生一些化学变化，比如什么热氧化聚合、热分解、热磺化，产生很多有毒的物质。

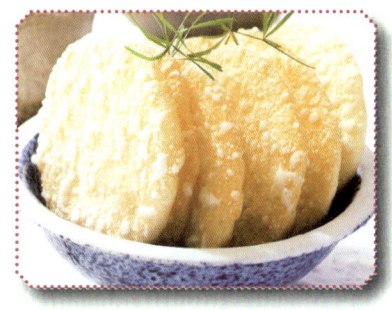

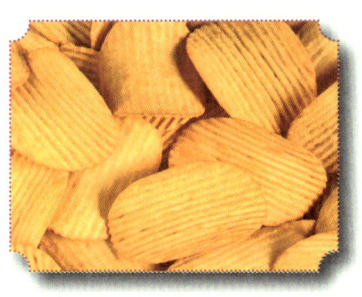

油在高温下会产生有毒的物质，而非油炸食品是通过抽真空的方法，可以降低油脂的沸点，让它在不到100度的温度下就沸腾。由于温度较低，氧气减少，营养素的损失比较小，油脂氧化过程大大延缓，也不产生丙烯酰胺和苯并芘类致癌物。油炸到酥脆状态之后，再用去表面上粘附的油脂，产品看起来清爽可人，一点没有油炸的迹象。吃起来呢，也是松脆可口，意犹未尽。

看看这些，菠萝蜜、香蕉片、芋头条，都是非油炸食品，我们就可以放心大胆地吃了吧？

专家：水果里面几乎没有脂肪，但是，如果经过真空油炸完了，脂肪含量从10%—30%不等，也还是比较高的。所以，吃的时候也是应该稍微控制一些食量，每天吃几口没什么关系，也很美味，但不能因为好吃，每天吃一大袋，这样吃的油还是太多了。没有经过油炸就产生的香味和酥脆感，这是不可能的。消费者实际上是很矛盾的，一方面他痴迷于那种油炸带来的酥脆的感觉以及非常香的这种香气和口感，另一方面，他又觉得油炸对他的身体不好，所以鱼跟熊掌想兼得，实际上是做不到的。

 吃个明白

▶ **问题四:相比起来价格贵出很多的国外进口膨化食品就安全了?放心了?**

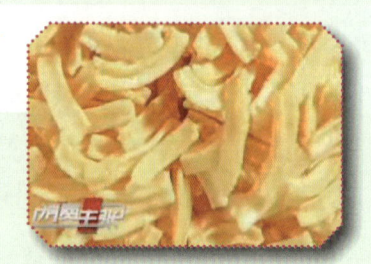

没什么不一样啊,你以为这些东西都是中国纯国产的吗?我们现在生活当中大部分不健康的食品都是从国外引入的。以前,我们不曾有过饼干,不曾有过曲奇,也不曾有过很多的油炸食品,薯片之类的食品根本没有。膨化食品其实就是跟老外学的,无所谓国产不国产,设备都是差不多,生产的工艺也是差不多。

专家支招

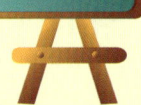

这样看来,膨化食品无论是油炸还是非油炸都是最好不吃了,那小孩很想吃零食的时候,大人们该选择些什么呢?

三餐之间的小食品,尽量吃纯天然的东西。比如说要想吃甜点、冷饮的时候,酸奶就是最佳的选择。因为,它除了给你带来一种甜美的口感,同时给你带来非常多的营养成分。而且,什么有害物质都没有。如果你想吃一点小零食,可以考虑吃一点坚果,这也是天然的东西。最好不要吃炒得太焦的,也不要加太多的盐,这样对肾脏的负担会小一点。可以找一些味道淡一点的、质地比较新鲜的坚果。比如水果干也不错,像葡萄干、提子干、干枣、杏干等,这些都是非常好的选择。既起到补充营养的作用,也能带来美好的口感。

坚果虽然是很好的一类食品,里面的抗氧化物质较多,矿物质也非常丰富,但它也有缺点,就是油太大。花生含油40%、核桃含油60%、夏威夷果含油80%。也就是说,每吃一口坚果里面半口都是油。所以,坚果只能每天吃去掉壳子的100克。

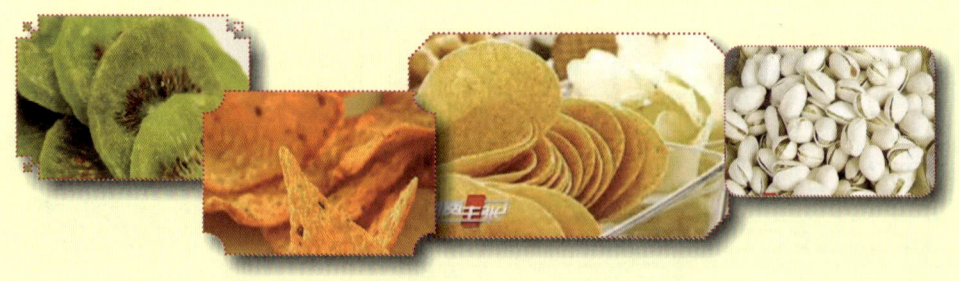

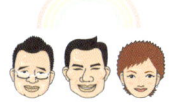

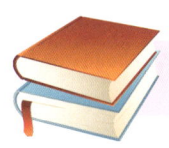
本期精粹

主持人：

其实，非油炸既不是什么新概念，也不是什么高科技，我们以前吃的自然晾晒的地瓜干、挂面都是非油炸食品。商家之所以要屡屡提出这种概念，它的目的也就在于找不同、找卖点。

一些非油炸食品中的含油量并不少，有些非油炸的膨化食品，只是在过油的方法上有不同，其他方面，例如添加剂的使用是一样的，加工流程也基本一样，关键是，非油炸也可能含铅、含铝，一些非油炸食品中依然含有有争议的致癌物丙烯酰胺，也许含量比油炸食品还多。

所以，零食对于小孩来说，只是一个调味品，适当吃点可以，但千万不要过量，而膨化食品最好不要给孩子吃。

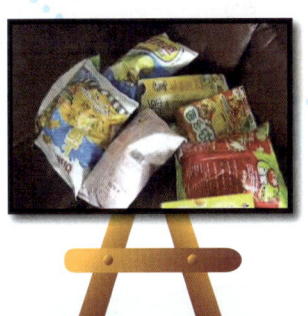

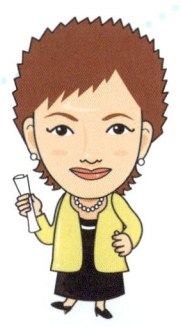

如何远离反式脂肪酸

主持人：

香脆的薯条，甜美的蛋糕，大饱口福的同时，我们还吃进去了什么？营养灾难，由谁发端？反式脂肪酸，功过几何？当美味向健康发起挑战，我们该何去何从？自制点心，自炸薯条，从健康着眼，从厨房起步，还有多少美味，我们可以自己开发？

什么是反式脂肪酸？
它究竟有什么危害呢？

反式脂肪酸存在于氢化植物油、起酥油中，目前，在面包、奶酪、人造奶油、蛋糕和饼干等食品焙烤领域广泛使用。有研究表明，液态植物油在部分氢化的过程中，会产生反式脂肪酸。反式脂肪酸会大大增加心血管疾病、糖尿病、老年痴呆、肥胖、生育困难、影响儿童生长发育等风险。

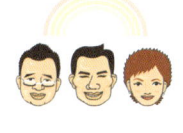

专家解答 ★ 李宁
（北京协和医院营养科医生）

▶ 问题一：哪些食物中存在反式脂肪酸呢？
它们又是以什么名目出现的呢？

专家：食物包装上面是不会有反式脂肪酸字样的，它不是纯的反式脂肪，只不过是这种脂肪里存在一定量的反式脂肪，所以，包装上会写起酥油、植脂末等。这些都含有反式脂肪。

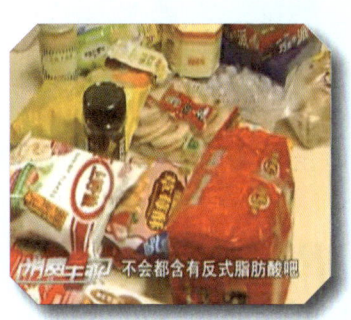

在第一次世界大战期间，美国的科学家利用氢化技术，让植物油具备动物油脂的功能，用以代替当时价格较高的动物油。植物奶油提取自大豆等植物油，混以水、盐、奶粉等加工而成，和动物奶油不太一样的是，植物油脂是一种液体，所以要通过氢化处理改变植物油脂性质，使之成为固体或半固体，方便运输与加工。人们都认为植物奶油既然来源于植物，不含胆固醇，就肯定比黄油、牛油等一些动物性油脂健康得多，而实际上，"植物奶油"仅仅是披了个"植物"的外衣，像各种名字——"植物奶精"、"植脂末"、"起酥油"、"植物奶油"、"人造奶油"、"人造黄油"、"植物起酥油"、"氢化大豆油、氢化椰子油、氢化棕榈油"等等，都有一个共同的化学名——"氢化油"。

▶ 问题二：反式脂肪和氢化油有什么关系呢？

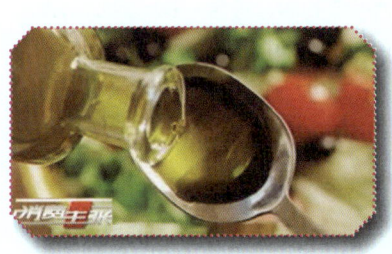

专家：反式脂肪酸和氢化植物油有着非常密切的关系。因为这个氢化植物油是咱们人造的，为了保持食物的口感好，用普通的这种天然的不饱和脂肪通过加氢的方式把它变成一个饱和的脂肪，这就是氢化植物油。但是，在这个氢化植物油的制作过程中，大约有30%左右的东西变成了反式脂肪。所以，氢化植物

油就是含有反式脂肪。这两个不完全是一回事，植物油氢化了以后，它就含有反式脂肪酸，含有一部分的反式脂肪。而不是说氢化植物油就是反式脂肪酸。

在我们的食谱中，几乎随处可见用氢化油加工过的食品。鲜嫩的生日蛋糕香甜的味道总让人忍不住赞叹一番，其实制作生日蛋糕上鲜艳花朵的主要原料就是人造奶油。我们平常吃的糕点中也大多含有这种奶油。植物油经过部分氢化之后产生的反式脂肪酸广泛藏身于巧克力、冰淇淋、奶油饼干、方便面、蛋黄派、咖啡伴侣和奶油面包等食品中。这些让人嘴馋的食物，要美味也都得靠它。不过，在这些美味的背后，却极有可能为人们的健康埋下危险的陷阱，成为美味的健康杀手。

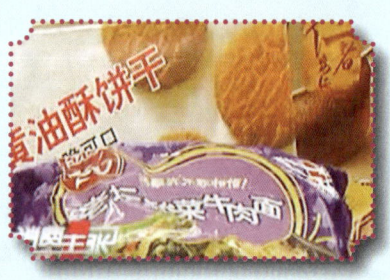

▶ **问题三：反式脂肪酸究竟会对身体产生什么危害呢？**

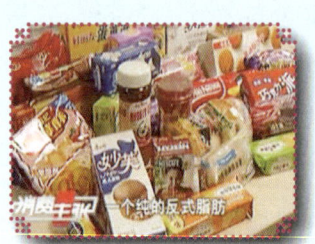

专家：危害最大的体现在心血管系统。现在的人们冠心病本来发生率就比较高，那么反式脂肪能够升高血脂，升高所谓的坏胆固醇，这样会使我们心血管系统疾病的发生率增加。另外，这个反式脂肪酸对血管内膜也有一定的损害。如果血管内膜被损害，那么胆固醇更容易沉积在损害的部位，同样也可诱发冠心病。再有，反式脂肪吃得过多能够更容易使人发胖。因为，它的代谢比普通的脂肪要慢一些，还可以诱发二型糖尿病。对于婴幼儿、胎儿、生长发育中的儿童也有很多不利影响。

尽管偶尔吃吃不会对人的身体带来多大影响，但是李宁介绍：世界卫生组织建议，为增进心血管健康，应尽量控制膳食中的反式脂肪酸，最大摄取量不超过总能量的1%。也就是说，如果按一个成年人平均每天摄入能量2000千卡来算，则每天摄入反式脂肪酸不应超过2.2克。

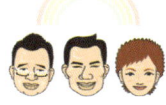

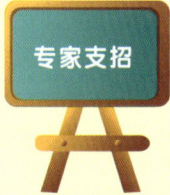
专家支招

消费者如何才能选择低反式脂肪酸或者没有反式脂肪酸的食品呢？这些含有反式脂肪酸的食品，有没有其他食品可以替代呢？有这么几个办法：

第一：最好的办法就是少吃这些东西，或者干脆不吃，尽量远离。

第二：选食物的时候可以特意留意一下标签，像什么植脂末、人造黄油、造奶油、起酥油等，标签上没有这些的，应该相对来说反式脂肪的含量是比较低的。

第三：买这些食物的时候，尽可能选一些脂肪含量低的。比如在选饼干的时候，起酥饼干就不如苏打饼干安全，因为苏打饼干脂肪含量低。如果选面包就尽量选全麦面包、切片面包，这样会更安全一些。

第四：既能饱了口福又能不摄入反式脂肪的办法，就是咱们在家自制。这样可以放纯天然的东西，比如就可以选天然黄油、天然奶油、鸡蛋、牛奶等。成分自己都很清楚，就避免摄入这些人造的氢化植物油，使我们远离反式脂肪。

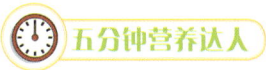
五分钟营养达人

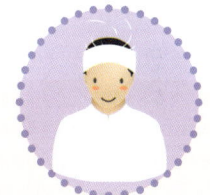

第一道——自制薯条、咖啡

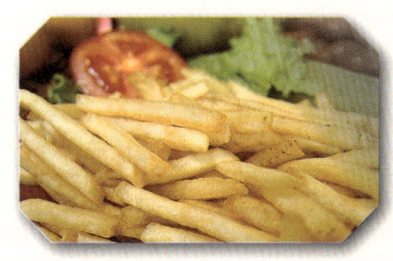

很多人都非常喜欢吃炸薯条，聊天的时候既能当做小零食，而且口感又很好。但是，炸薯条吃多了对身体的危害也不小啊，会摄入很多反式脂肪酸。那下面，就教大家自己在家做一道比较健康的炸薯条。

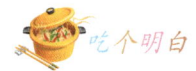

首先是选料。炸薯条需要的食材非常简单，就是我们常吃的土豆，先将土豆去皮后洗净备用，然后将土豆切成筷子粗细的长条状，这样炸薯条的食材就准备好了。然后，把切好的薯条放到清水里泡，大概15分钟左右。主要目的就是把表面的淀粉洗掉，这样炸出的薯条颜色好看，口感味道都很好。之后，用清水给它洗净，再用水煮3分钟，再往锅里撒入一勺盐。薯条煮好之后，炸薯条就剩下最后一个步骤了。准备适量植物油（大豆色拉油、花生油都可以），油锅里的油温一定要控制好，要先用大火，大约五成热时就要把火关小了，接着把薯条倒入锅中，用筷子不停搅拌，直至薯条变硬，就可以出锅了！

那么，自家用的油是不是就一定没有反式脂肪酸了呢？是的，因为国家规定植物性油里面不能含有反式脂肪酸，所以可以放心食用。

咖啡是非常受欢迎的一种饮品，可是瓶装的咖啡在咖啡伴侣中含有植脂末，而袋装的咖啡也混合含有植脂末，植脂末是氢化油的一种，也就意味着咖啡里含有反式脂肪酸，那该怎么办呢？下面教大家一种自制的咖啡。

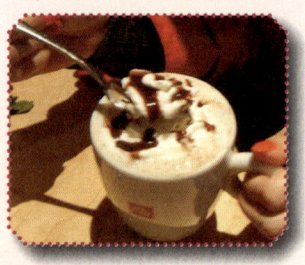

其实方法特别简单。首先，就是把黑咖啡冲好。然后，根据自己的口味倒入奶粉就搞定了。

第二道——自制奶茶

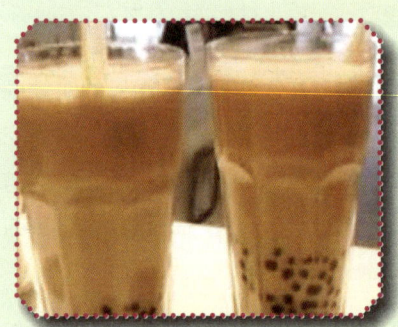

除了咖啡，奶茶也是很受年轻人喜欢的一种饮品，但是奶茶里面也会有反式脂肪酸，那就看看怎样自己制作健康的奶茶吧。

制作奶茶的原料特别简单，就是红茶、奶、盐或者糖。先用水将红茶煮开，然后倒入牛奶，依自己的口味随意调配牛奶和红茶的比例就可以了，是不是既简单又健康呢？

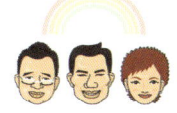

第三道——自制蛋糕

制作蛋糕需要的工具和材料：秤、打蛋器、油、糖、鸡蛋、牛奶、蛋糕托、蛋糕杯、芝麻、面粉和烤箱。

第一步：称量各种材料的重量。3颗鸡蛋大概要搭配50克的糖，50克的面粉。

第二步：打发鸡蛋。把鸡蛋放入电动打蛋器中，打一会要搅动一下，这样是为了它更均匀，大概要持续5分钟。

第三步：放入面粉。做这步的时候，一定要筛面，这样可以使面更均匀，里面就不会沉淀面疙瘩了。

第四步：把面糊取出一点，放入食用油和少许牛奶，这样可以使蛋糕更松软。搅拌完之后再倒回碗中，一起搅拌好。

第五步：把蛋糕糊倒入蛋糕杯中，七八分即可。为了味道更好些，可以放一些瓜子、芝麻、花生等。

第六步：放进烤箱，烤15—20分钟就可以了。

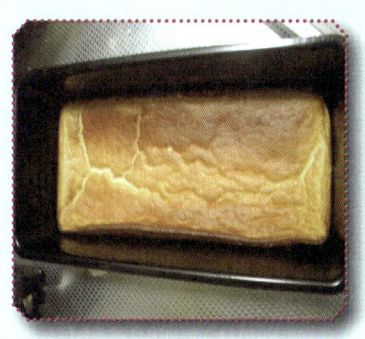

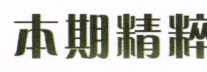

本期精粹

影响我们健康的远不止是反式脂肪酸，油，吃多了不好，盐，过量了有害，大鱼大肉，多吃无益，各种各样的添加剂，也受到了一些质疑。因此，想吃出健康，光凭消费者的自觉、自律远远不够，食品生产厂家应该在食品包装上标注清楚各种配料及含量，尤其是不利于健康的成分含量，提醒消费者潜在的风险。现在，越来越多的人认识到了反式脂肪酸的危害，一些国家也出台了相应的管理措施，我国政府一直在积极倡导健康的生活方式，倡导平衡膳食，以减少总脂肪及反式脂肪酸的摄入。卫生部2007年发布的《中国居民膳食指南》建议，我国居民要"远离反式脂肪酸，尽可能少吃富含氢化油脂的食物"。

剩菜怎么吃

主持人：

对于很多朋友来说，隔夜菜就算自己没吃过，也见别人吃过。很多老年人一辈子都习惯吃隔夜菜。我们有这样一个调查问题：炒菜剩下来，你一般怎么处理？结果有8成多的朋友选择放入冰箱下次再吃。绝大多数朋友都不拒绝隔夜菜，其实也是情理之中，有人认为隔夜菜不吃倒掉很浪费，做些凉拌菜能吃好几天。确实，美味佳肴一顿没吃完就扔掉，太可惜了。再比如，许多人有过这样的经历，去饭店吃饭，没吃完，打包带走，剩菜带回家里，又慢慢消化掉了，绝不浪费。可是，也有人认为剩菜吃不得，万一有个细菌、毒物什么的，生病了怎么办？健康第一呀！那么剩菜究竟该不该吃、怎么吃才对呢？

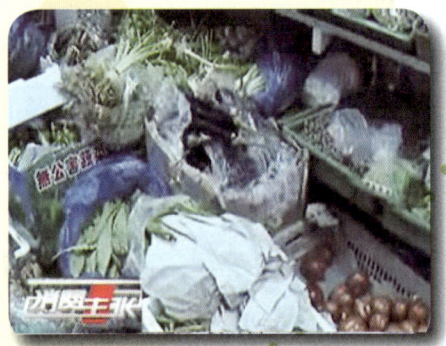

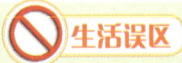

剩菜吃出来的中毒

2009年12月21日下午四点多钟，在北京市武警总院的急诊室里，救护车送来一名脸色青紫的小姑娘。小姑娘名叫方星，年仅9岁，被送来时四肢冰冷，大量的出虚汗，心跳加快，脸色发青，嘴唇发紫。据方星的妈妈讲，方星下午一回到家，就说头晕、恶心、胃难受，并且不停地呕吐。方星的妈妈急忙打车把孩子送往医院，在去医院的途中，方星出现了

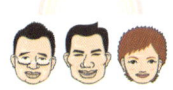

浑身发青，嘴唇发紫的状况，并且开始处于半昏迷状态。据医生诊断，小方星血里的高铁血红蛋白高于正常，确定为细菌性痢疾合并轻微亚硝酸盐中毒！原来，方星的妈妈因为有事要外出一天，因此头天晚上给小方星预先做好了第二天的午饭，炒了一盘油菜和一盘菠菜。由于走得匆忙，饭菜忘记放进冰箱了。方星的家里比较热，隔了一夜蔬菜已经有些变质了。小方星将两盘变质蔬菜全都吃了。吃完午饭，她就蹦蹦跳跳地上学去了。四点多钟，方星回到家里就发病了。剩菜真的这么可怕吗？到底应该怎么处理剩菜呢？

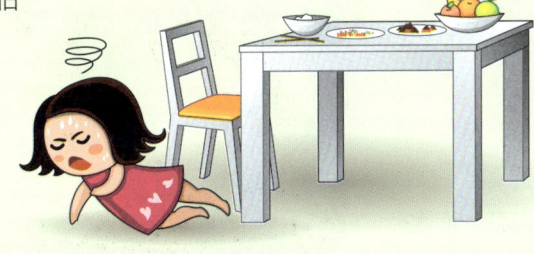

 营养学专家 ★ 王宜

1. 什么是隔夜菜？

专家："隔夜菜"并不单指放了一夜的菜，只要放置时间超过8—10个小时，就应该算隔夜了。

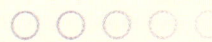

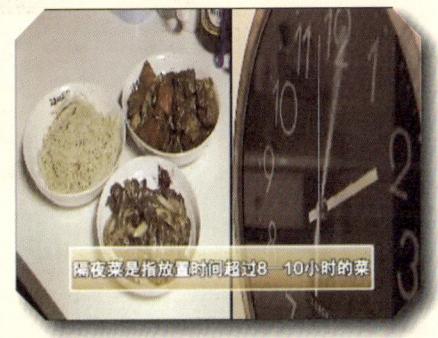

2. 因为隔夜菜会产生亚硝酸盐，所以真的不能吃吗？

专家：菜中到底会有多少亚硝酸盐产生，首先取决于蔬菜本身含有多少硝酸盐。所有的蔬菜中都会多多少少的含有硝酸盐，硝酸盐本身是无毒的，但在一些具有硝酸盐还原酶的细菌，如大肠杆菌的作用下，会转化成亚硝酸盐。亚硝酸盐大量进入人体的话，可能会导致

47

高铁血红蛋白症，使血液失去携氧的能力，从而出现缺氧症状，严重的可能会危害生命。我们平时吃的蔬菜中，茎叶类的蔬菜硝酸盐含量最高，如菠菜、白菜、油菜、茼蒿等。根茎类和花菜类蔬菜的硝酸盐含量居中。而像冬瓜、南瓜、茄子、西红柿、莴笋等蔬菜的硝酸盐含量最少。蔬菜产生亚硝酸盐是与存放的时间和保存的条件有关系的。虽然亚硝酸盐是导致食物中毒的原因之一，但这并不意味

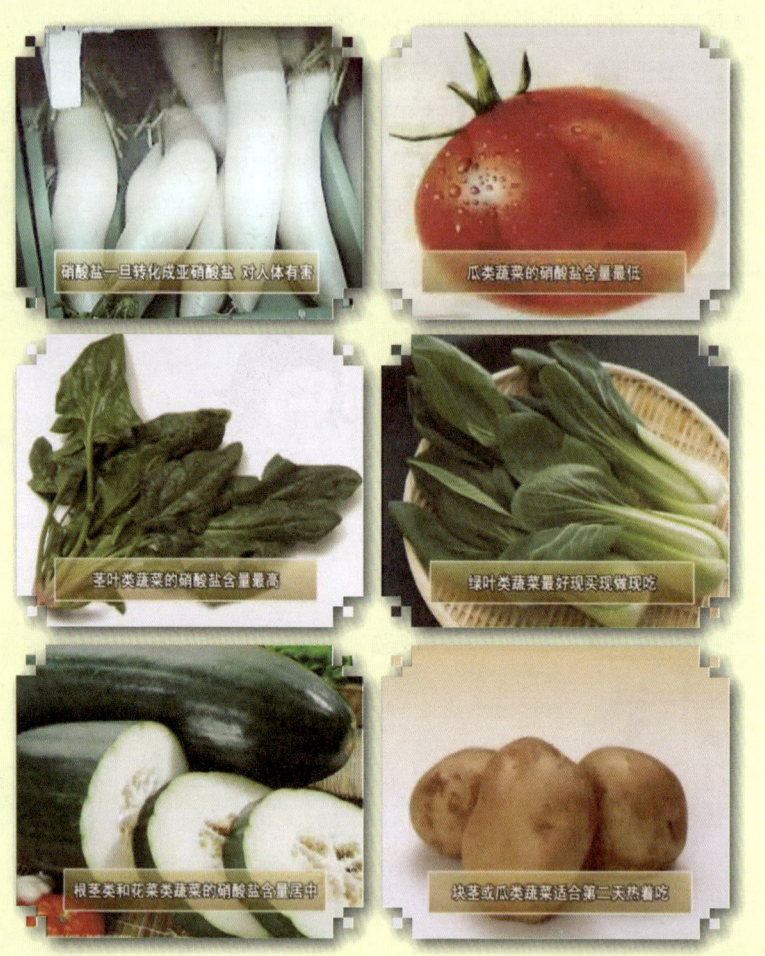

硝酸盐一旦转化成亚硝酸盐 对人体有害

瓜类蔬菜的硝酸盐含量最低

茎叶类蔬菜的硝酸盐含量最高

绿叶类蔬菜最好现买现做现吃

根茎类和花菜类蔬菜的硝酸盐含量居中

块茎或瓜类蔬菜适合第二天热着吃

着，人吃了含亚硝酸盐的食物后，就一定会中毒或致癌。只要保存得当，同时多摄入高维C的果蔬，阻碍亚硝酸盐的吸收，这样对人体就没有多大的危害了。当然了，如果蔬菜保存不得当，长时间暴露在外面或保存温度过高，是很容易变质的，吃了这种变质的蔬菜就有可能引起食物中毒了。

3．腌菜中的亚硝酸盐含量很高吗？

专家：亚硝酸盐是一种强力的致癌物质。在蔬菜贮藏和腌制过程中，由于一些具有硝酸盐还原酶的细菌，如大肠杆菌的作用，会产生大量的亚硝酸盐。但是细菌在分解亚硝酸时，又产生醋酸、乳酸等酸性物质，这些酸性物质又能分解亚硝酸盐。所以在蔬菜腌制过程中，实际的情况应该是存在着亚硝酸盐生成、增多、达到高峰、然后下降消失的过程。一般来说，腌菜中亚硝酸盐含量最多的时候出现在开始腌制以后的两三天到十几天之间。我国北方地区腌咸菜、酸菜的时间通常在一个月以上，南方地区腌酸菜、泡菜也要20天以上，这时候拿出来吃，总体上是安全的。传统酱菜的酱制时间都很长，甚至长达几个月，所以更不必担心亚硝酸盐中毒的问题。

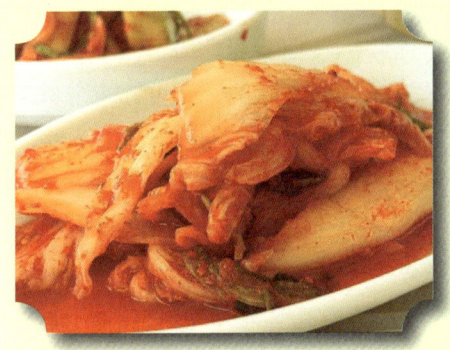

4．误吃含亚硝酸盐的剩菜中毒怎么办？

专家：亚硝酸盐在体内可能把血液中携带氧气的低铁血红蛋白转化成不能携带氧气的高铁血红蛋白，使人缺氧而出现头昏、眩晕、气短、胸闷等一系列中毒症状。如发现这种情况，应及时送医院治疗。同时宜打开门窗，流通新鲜空气，服用大剂量维生素C 或名为"美芝"的有效解毒药物。

5．有人认为剩菜放进冰箱就安全了，有的新闻则说冰箱里也有致命的细菌，哪种对呢？

专家：有一种李斯特氏菌，这种微生物喜冷怕热，在摄氏0—45度环境中可以存活繁殖，所以，冰箱中有这种致病菌并不奇怪，早在20世纪80年代，美国就出现过李斯特氏菌较大范围爆发的情况。但这种微生物致死率不足三成，不必害怕。我们吃的食物上几乎都存在着各种细菌，细菌繁殖、产毒到一定数量才会对人有威胁，只要在食品加工、保存和食用环节做好防范，细菌感染都是可以避免的。最简单的办法就是经常对器皿容器进行消毒，生熟分开，清洁冰箱，从冰箱里拿出来的东西要加热热透。

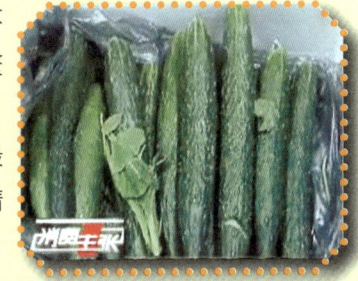

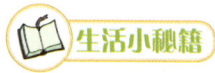

1. 剩菜怎样吃？

吃隔夜蔬菜时，可以选择吃一些辅助杀菌的食物，如大蒜、姜等，如果怕吃了大蒜口气不好的话，可以选择吃腌制的糖蒜。由于没腌透的腌菜中亚硝酸盐含量很高，因此腌菜一定要腌透，时间要足够长，加盐量也要足够。另外，为减少腐败细菌的作用，应选择新鲜蔬菜，腌前需晾晒，装坛要装满、密封，食前最好用开水浸泡，既可杀菌，又可将腌菜泡发。

2. 蔬菜如何保鲜？

买回来的新鲜蔬菜隔夜的话也会产生亚硝酸盐，如果当天不炒的话，最好洗干净之后用保鲜膜包裹起来，放入冰箱中冷藏，这样能够避免与外界细菌接触，第二天再炒着吃的话，蔬菜的水分也不会流失太多，一样会比较新鲜。当然，如果想多储存一点蔬菜第二天再做的话，最好选择冬瓜、南瓜、茄子、西红柿、莴笋等。绿叶蔬菜最好还是当天现做现吃。

3. 隔夜肉如何保鲜？

对于肉来说，最有效的方法是每次少买，尽量减少储存时间，如果要保存的话，一定要放入保鲜盒中，然后在冰箱中冷冻起来，减少细菌入侵的机会。

4. 隔夜汤如何存放？

冬天，很多人喜欢煲汤喝，一煮一大锅，基本上能喝好几天。最好的保存方法是在煮汤时，汤底不要放盐之类的调味料，煮好汤后，用干净的勺子盛出当天要喝的，加入自己喜欢的调味料。而喝不完的汤，最好是用不锈钢或玻璃容器密封后，按每次饮用的量分若干份，存放在冰箱里。下次再喝时，盛出自己要喝的量加热煮沸就可以了。

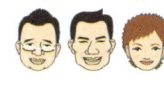

5. 剩菜应该凉透之后再放入冰箱吗？

许多人的习惯是，把剩菜剩饭凉透了再放入冰箱内，以为这样既能省电又可以保存食物的风味，但事实上，这种做法并不科学。因为常温下细菌最容易繁殖，放上几个小时的饭菜很容易繁衍细菌。所以适当的方法是，把剩菜迅速用保鲜膜包好放入冰箱冷藏。

6. 隔夜主食怎样保存？

如果米饭剩的不多，而且打算下顿就吃的话，最好用保鲜膜和干净的食品袋包好，冷藏就可以了；如果剩的比较多，而又不打算马上吃掉，最好放入冰箱冷冻起来。办法是，将剩饭按一碗左右的大小分成份，用保鲜膜或保鲜袋紧紧地包好。要注意的是：米饭要压平，尽量压出空气，不要留有空隙；放入冰箱冷冻时，不要放在冷气的出气口或和其他的冰冻物挤放在一起，那样能避免米饭表面冻伤。

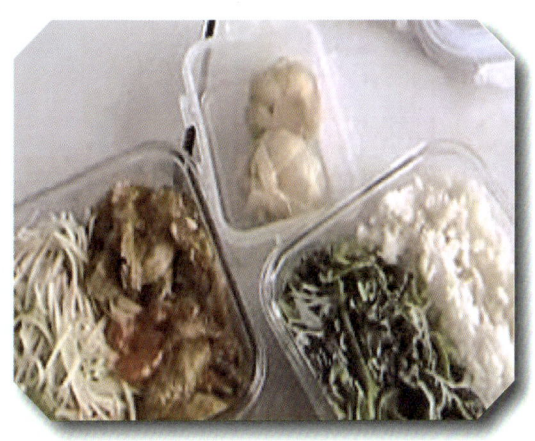

本期精粹

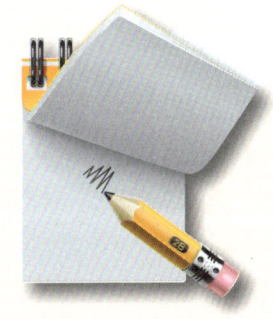

如果剩菜要放的时间长，可以先选择瓜类蔬菜，其次是根茎类和花菜，最好不要把茎叶类蔬菜存放超过8小时。腌菜最好腌够20天以后再吃。饭菜应当尽量只做一顿吃完的量，这样既健康又不会浪费。

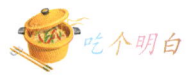

寻找无糖食品

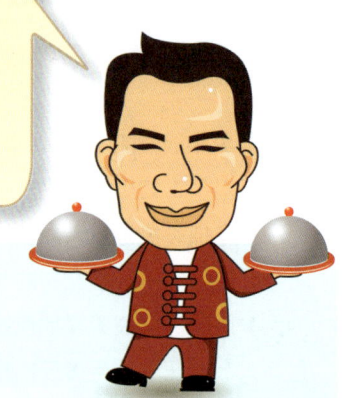

主持人：
如今糖尿病已经成为困扰很多中老年朋友的常见病，此外，也有人担心摄入过多的糖会造成各种其他疾病。因此，许许多多的无糖食品应运而生。吃糖究竟好不好？无糖食品该怎么吃呢？

生活误区

误区一　吃糖好不好？

几天前小杜家里接到了姨妈的电话，说姨妈查出了糖尿病，开始天天打针啦！而且医生还说，这糖尿病具有家族遗传性，吃糖的问题要特别注意，这下，小杜家里的气氛一下子就紧张起来。小杜立刻上网查询，发现网上也是这样的说法，还说吃糖过多容易导致心血管疾病、肥胖，这下由于担心得糖尿病，一家人彻底患上了糖恐惧症。不仅大人们不再吃糖，小杜5岁的小女儿也被严格控制，不许再吃糖了。

误区二　无糖食品也有糖

60多岁的武大爷一直喜欢吃甜食，但自从五年前被查出糖尿病后，他不得不管牢自己的嘴巴，与汤圆、月饼、蛋糕等各种糕点绝缘了。今年元宵节的时候，武大爷的家人专门为他买回了无糖汤圆，武大爷一看，无糖，好啊，终于可以解一解馋了。第二天早上，老人家起床后就拆开一袋，煮了六个汤圆吃下了。可是吃过汤圆儿三个小时后，武大爷感觉到肠胃有些不舒服。他赶忙去医院检查，结果血糖竟然比正常值高出了很多。

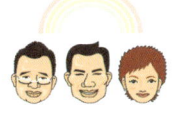

专家解答

北京协和医院营养科
★ **李宁医生**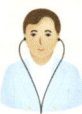

▶ 1. 像小杜一样有糖尿病患者的家庭吃糖这么恐惧有道理吗?
还有人说多吃糖比吸烟危害更大,是这样吗?

专家:其实没有必要这么紧张,糖是一种碳水化合物,对于正常人来说,糖类是不可缺少的营养物质。小杜一家对糖十分恐惧主要是因为他们的亲戚中有糖尿病患者,所以担心自己平时吃糖吃多了,会比其他人更容易得糖尿病。谨慎一些是对的,不过对于糖来说还是保持摄入正常量就行了,没有必要那么恐惧。一般来说三四十克就够了,当然完全不吃也是可以的,因为我们从主食中就可以摄入足够的糖。但糖确实能给我们带来生活上的乐趣,所以没有必要禁糖。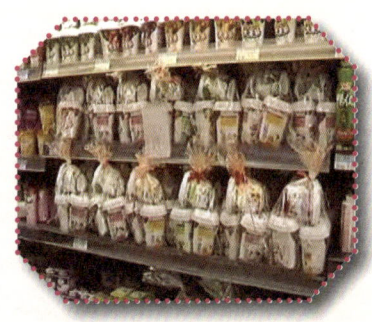

▶ 2. 孩子为什么喜欢吃糖?

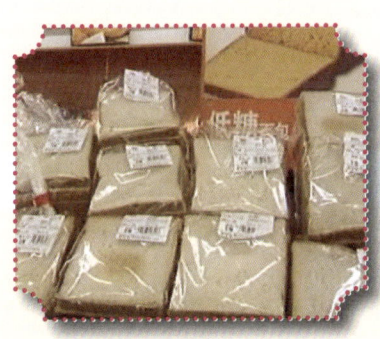

专家:孩子们喜欢吃糖,是因为舌头表面有比成人多的味蕾,并且经常处于兴奋状态,这些味蕾对糖的感受特别敏感。吃适量的糖也能满足孩子身体发育成长的需要。所以硬不给孩子吃糖,也是不好的。

▶ 3. 什么是无糖食品?

专家:无糖食品一般是指不含蔗糖、葡萄糖、麦芽糖、果糖等的甜味食品,但是无糖食品中会含有木糖醇等糖的替代品。

▶ 4. 无糖食品添加的甜味剂都有哪些?安全吗?

专家:木糖醇、麦芽糖醇都属于糖醇类甜味剂,常在糕点、果酱、雪糕中代替糖,安全性比较高,不过,如果过度食用也有可能带来腹泻等副作用。

阿斯巴甜比一般的糖甜约200倍，又比一般蔗糖含更少的热量，因此也被广泛地作为蔗糖的代替品。但是因为阿斯巴甜中含有苯丙氨酸，所以苯丙酮尿症的患者并不适合使用。

甜蜜素也常被用来配制酒、糕点、饮料，不过，它的致癌性存在一定争议，目前有超过40个国家承认它的安全性。

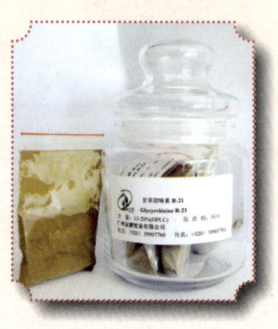

5. 为什么吃无糖汤圆血糖也会升高呢？

专家：不管有糖无糖，糖尿病患者或者血糖高的人最好还是不要吃汤圆，汤圆以糯米为主原料，本身油腻、热量高，市面上所谓的无糖汤圆，仅仅是不含蔗糖，但同样含有淀粉、油脂等。即使内馅不放糖分高的豆沙、黑芝麻等，也很容易使糖尿病人血糖升高。无糖食品，并不是没有糖，像面粉、米等，其主要成分淀粉，经消化分解后都会变成大量的葡萄糖，依然会导致血糖的上升。和汤圆情况类似，像那些无糖月饼、无糖糕点等等，即使不含蔗糖，但它们本身就是粮食做的，主要成分是淀粉，就会有热量，就会升高血糖。无糖食品也不能敞开吃，一定要适量。虽然吃无糖食品血糖会升得比普通食品慢一些，但是并不是绝对安全。专家指出，要把无糖食品计算进一天的总能量中，吃了无糖食品就必须减少主食的摄入。

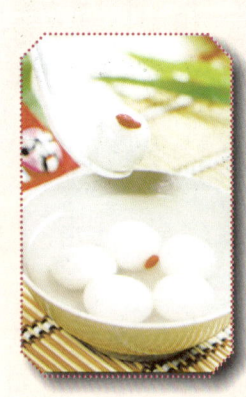

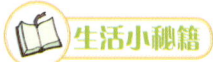 生活小秘籍

孩子们怎样吃糖才能 防龋齿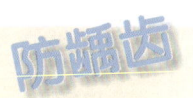

给孩子吃糖要注意方法，比如，孩子吃了糖、饼干、蛋糕以后，要再喝点温开水，冲淡口腔里糖的浓度；为了保证孩子好好吃饭，饭前1—2小时就不要给孩子吃糖了。还有，吃过含糖的东西后，最好刷刷牙漱漱口。有的孩子在睡觉前吃糖，还有的口里含着糖块睡觉，这都是不良习惯。因为睡眠时唾液的分泌量减少并变得更粘稠，适合细菌的繁殖，将糖转化为酸，给龋齿发生提供了有利条件。

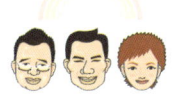

五分钟营养达人

学做低糖菜

第一道 —— 翡翠鲈鱼

首先,把洗净的鲈鱼片成鱼片,用盐、味精、料酒进行腌制。几分钟后,加入适量的鸡蛋清和少许淀粉,继续搅匀。接下来把木耳和绿色蔬菜焯水。再把鱼片放到锅里,用水焯熟。把白嫩的鱼片放到摆好的木耳和青菜中间,色彩看起来倒是很清新,可是味道会不会太清淡啊?别着急,这道菜的关键调料是蒸鱼豉油,再加点葱末和青红椒粒,最后泼上一点热油,美味的"翡翠鲈鱼"就制作成功啦!油的用量您要按自己的需要来调整,可以少放或者不放。

第二道 —— 珍菌牛肉

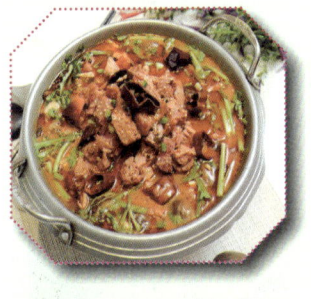

首先把牛肉切成丝,用盐和料酒腌制。加入一点鸡蛋清,这样会让牛肉更加滑嫩。接下来就是把菌类焯熟。为什么要选择菌类来制作低热量的菜肴呢?因为菌类高蛋白,无胆固醇,无淀粉,低脂肪,低糖,多膳食纤维,多维生素,它们可是养生的好食材呀!下一步开始炒牛肉丝。加入葱姜蒜,等到牛肉快熟的时候,加入酱油、料酒、焯熟的菌类,青红椒粒,再加入盐和味精,这道菜就出炉啦!

本期精粹

糖是我们必须的营养,不可不吃,但最好也别吃太多。给孩子吃糖要注意防龋齿。选购无糖食品也要注意其中含有的"隐形"糖——淀粉。最后,我们推荐的两道低糖小菜,您学会了吗?

养目鲜花如何入食

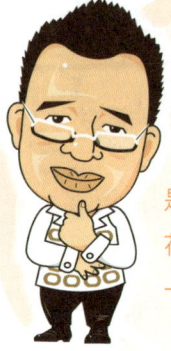

主持人：

"梨花院落溶溶月，柳絮池塘淡淡风"，"百亩庭中半是苔，桃花开尽菜花开"，一想起这些优美的诗句，咱们的心情也会跟着明媚起来。花朵的美谁不喜爱呢？要说春天和夏天，那可是百花盛开的好时节，很多朋友喜欢赏花，也有不少朋友不止是赏花，还吃花、喝花。吃，就是把花当菜一样吃，喝，就是把花当茶一样喝，这样的吃吃喝喝你尝试过吗？花花草草，也能做成珍馐美味，妙手烹饪，保你能够大快朵颐；既有营养，又有情趣，鲜花菜，究竟应该怎样做？

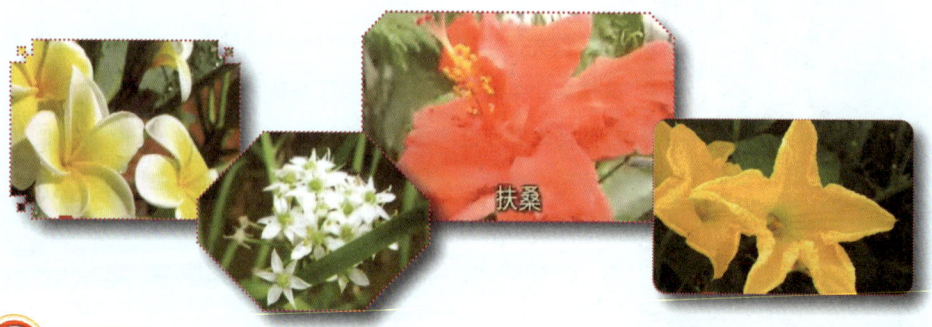

扶桑

🚫 生活误区

小卢和小宇是一对新婚小夫妻，最近，小卢听说很多姐妹都在喝花草茶，据说美容又养颜，然而小宇却觉得花就是用来观赏的，不能当成吃的喝的，弄不好会中毒。那么，鲜花到底能不能吃呢？

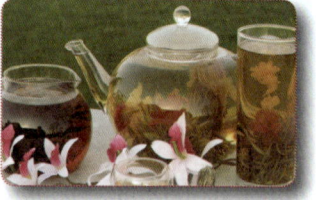

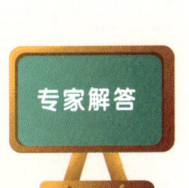

专家解答

中国农业大学农学与生物技术学院

★ **赵梁军**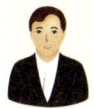

▶ **1. 通常有哪些鲜花可以食用？**

专家：大多数鲜花是不能吃的，例如夹竹桃、虞美人、曼陀罗、水仙等很多种花卉都有毒，千万不能入口。常见的可以食用的鲜花大概有几十种。通常被认为可食用的鲜花有：芋头花、韭菜花、金针花、南瓜花、玉兰花、紫藤花、槐花、荷花、玫瑰、菊花、昙花、木棉花、茉莉花、兰花、桂花、地涌金莲、扶桑、鸡蛋花等。

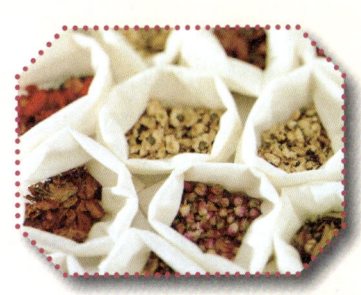

▶ **2. 鲜花有营养价值吗？**

专家：我们通常作为蔬菜食用的植物都是其茎、叶、根等营养器官，而花属于植物的生殖器官，是植物的精华，有相当的营养价值。但不同的花营养也不同，不能随意乱吃。

▶ **3. 我们能买到的花草茶大部分是干花，干花还有营养吗？**

专家：我们过去处理鲜花的办法大多是晾干和阴干，而现在则广泛采用冷冻干燥技术，这样营养也能保留。所以干花也是有营养的。

▶ **4. 我们最常见到的桂花和茉莉花都有哪些营养价值？**

中国保健协会副理事长

★ **吴大真医生**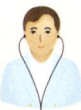

专家：桂花经常用来泡制桂花酒。桂花香甜，具有理气的作用。茉莉则更为常见，经常做成茉莉花茶，是人们熟知的饮品，茉莉花具有疏肝理气的功能。

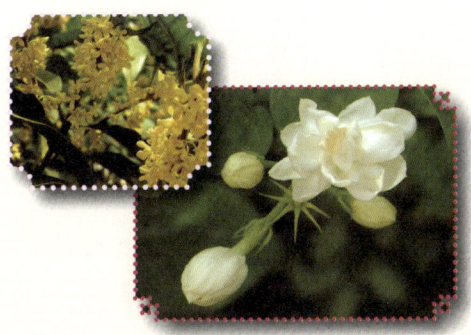

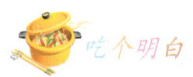

5. 观赏花卉能食用吗？

专家：最好不要食用专门用来观赏的花卉。同样的一种花，观赏花卉需要通过不断嫁接来调整其颜色和形状，有时还要加入生物调节剂，会喷洒化肥或杀虫剂等等。而食用花卉则侧重其营养价值，一般是不漂亮的。

6. 长期食用同一种花可以治病吗？

专家：鲜花不能治病，只能起到辅助治疗的作用。不可当做主要治疗方法使用，长期过量食用同一种花也会对身体造成不良影响。

7. 不同的花草茶可以混搭食用吗？

专家：因为不同的花草具有不同的药用价值，功效不同，所以如果没有专业人员指导的话最好不要乱配，以免对身体造成不良影响。

8. 什么样的人要小心饮用花草茶呢？

专家：不是所有人都适合饮用花草茶。过敏体质的人食用鲜花尤其要小心，如果一定要喝，那么先不要急着内服，可以用花草熬水，然后先在手背、耳后涂抹实验，如果没有出现任何红肿等异常之后再小量饮用。

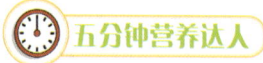

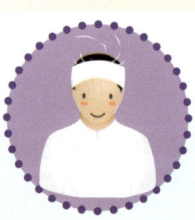

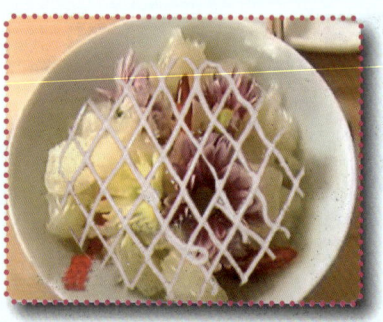

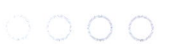

原料为玫瑰、康乃馨、菊花。将原料加盐洗净，装到透明的玻璃器皿中，将沙拉酱挤成网状涂在上面，这道美丽的沙拉就做好了。

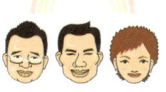

第二道 —— 玫瑰虾球

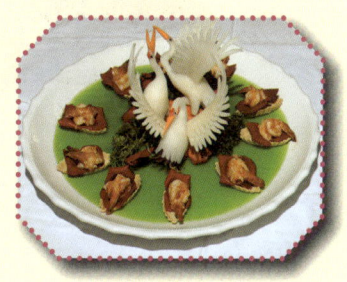

首先把玫瑰花瓣切成细细的玫瑰丝，然后把虾肉剁成虾胶，搅拌馅料。加入适量的调味料，把调好的馅料做成丸子。然后烧上开水，水的温度保持在八九十度，加入丸子。出锅后用油再炒一下，这道菜就算做好了。

第三道 —— 茉莉银耳羹

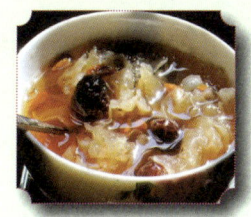

锅里放入水，加入银耳、莲子、红枣、冰糖熬煮。在即将要出锅的时候，加入清香宜人的茉莉花，这道甜品就做成了！这里要注意，茉莉花一定要最后放，这样能保持花的清香和形状。

本期精粹

有空的时候，也来尝试吃吃鲜花菜吧。当然，需要记住食用鲜花的注意事项，比如，区分清楚观赏花卉和食用花卉；不要长期过度食用一种花；多种花草混搭食用要慎重；认清自身体质，不要盲目食用等等。正像专家所说的，这花呀，咱们不仅仅是吃它的营养，还是在品味一种文化，同时也能放松身心，颐养性情。

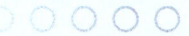

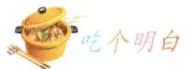

山药你吃明白了吗

主持人：

山药，虽然名字里带个"药"字，却不需要到药店里去买，随便逛逛菜市场就能发现各种各样的山药，长短有别，肥瘦各异，口感不同，价格悬殊。面对众多山药，你会选择哪个？价格高的山药就更有营养吗？什么样的人不适合多吃山药？

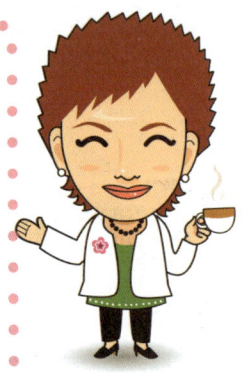

🚫 生活误区

不同品种的山药营养价值差很多吗？

傅阿姨70多岁了，比较注意养生保健。她听说山药是个好东西，用山药煮粥，既有营养又能调理脾胃，夏天吃山药，还有促进食欲的效果呢。不过，吃归吃，要说出多少道理，傅阿姨可就不清楚了。山药有好几种，常见的有一种粗的，还有一种棍状的，还有一种药物的。傅阿姨经常吃的是粗的，价钱合适，另外口感比较好，但是棍状的听说营养价值高一些，价格比较贵。在菜市场可以了解到，这种山药叫铁棍山药，看起来比一般山药要细不少，直径在2厘米左右。有的摊位上方还挂着一张铁棍山药的宣传招贴，上面写到：铁棍山药是传统的天然保健佳品，是淮山药的稀有品种、也是淮药之中的极品。是历代皇室的贡品，对人体有补中益气，健脾补虚，增强人体免疫力美容养颜等功效，被称为长寿因子。那么这种30元一斤的铁棍山药和5元一斤的普通山药比哪个好一些呢？包括傅阿姨在内的一些消费者认为，当然是铁棍山药好，它的营养成分肯定高一点，如果真正想补身体就不要怕花钱，买铁棍山药。那么不同种的山药有区别吗？山药应该怎样吃？

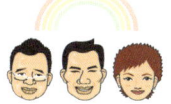

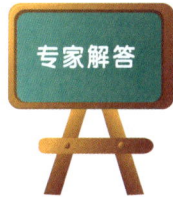 中国农科院农产品加工研究所 ★ 周素梅

1. 普通山药、淮山药和铁棍山药的差异何在？

专家：山药属于薯蓣科薯蓣属，品种很多，光我国的薯蓣属植物就多达80多种。不同品种和产地的山药在外观上也不相同。铁棍山药主要产在河南焦作，质地比较致密一点，号称形似棍，所以叫铁棍山药。那之前所说的三种价格不同的山药，营养价值有多大差异呢？从目前测定的结果来看，其实差别最大的是在水分含量上，铁棍山药通常水分含量在70%到75%，而普通山药在80%到85%，除了水

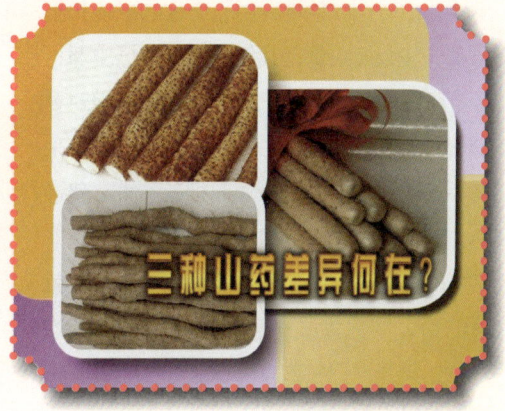

分差异之外，其他主要营养成分如碳水化合物的含量基本上都在25%左右，蛋白质在1.5%到2%之间，不同山药在日常常见的营养成分上没有太显著的差异。

2. 山药当中的特殊营养成分是什么？普通山药和铁棍山药有差别吗？

专家：主要有两种。其中一个就是粘蛋白；另外一个就是脱氢表雄酮，是一种植物甾醇。但是从目前检测数据来看，普通山药和铁棍山药的这两种成分并没有显著的差异。

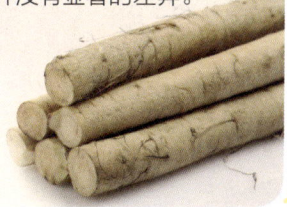

北京西苑医院 ★ 荆大夫

3. 山药有什么药用功效呢？

专家：山药入药最早记载在《神农本草经》当中，作为一种药食同源的食物，山药是一种很好的补益佳品，对于老年人和虚损的病人都是非常好的食品。传统中医入药的山药称为淮山药，全国各地都有种植。铁棍山药也是淮山药的一种，是在特定产区出产的一个山药品种，口味比较独特，由于产区的环境和土壤不同，铁棍山药的质地比较致密，干物质成分要多一些，如果真是几年一种的铁棍山药，药效可能会略好些。可能是因为产量相对要少一些，也就物以稀为贵。不过，总体来说，不同品种的山药，功效相差不大。普通的山药也具有益肺健脾补肾的疗效，也是非常好的食用选择。如果是因为疾病来医院就诊的话，中医大夫一般会开具中药山药饮片，如果是自己在家食疗保健、煮粥做菜，用普通鲜山药即可。

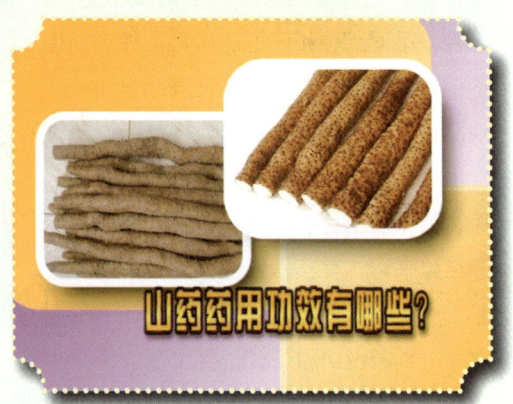

4. 吃山药注意什么？

山药吃法很多，但是需要注意的是不能生食，因为山药淀粉含量高，必须熟化才能完全被人体消化，同时山药黏液里的植物碱也必须经过烹饪，蒸煮熟之后才能完全去除毒副作用。

5. 吃山药有什么禁忌？

山药作为补益药，是有自己的饮食宜忌的。首先，大便干燥的人不宜多吃；其次，糖尿病人也不适合超量食用，一天不应该超过120—150克。每种蔬菜都有有益成分，不用刻意追求某种特定品种的特定功效，而忽视了平衡和健康。

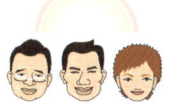

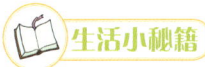 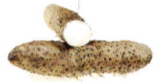

1. 山药如何挑选？

山药挑选的时候，注意下面几个原则。一个是看外形，要比较齐整一些；另外掰开以后黏液比较多、切面是白色或者是淡黄色，都比较好。

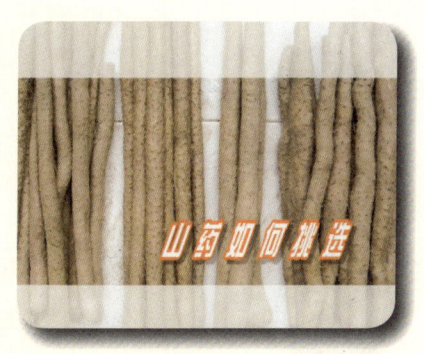

2. 山药虽然好吃，但清洗的时候黏液比较多，沾到皮肤上会让人感觉痒痒，这是什么原因呢？皮肤痒痒怎样处理呢？

因为山药黏液中含有有刺激性的植物碱，会使皮肤发生刺痒，一般情况下可以带手套去切。如果感到痒和难受的话，拿清水加醋一冲就好了。

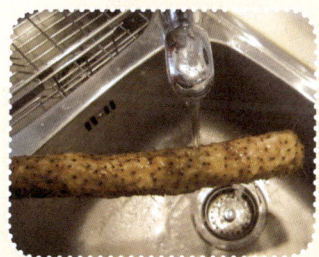 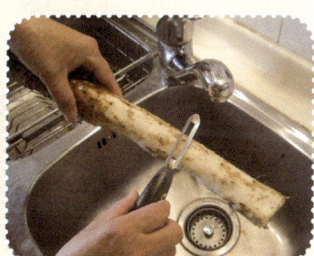 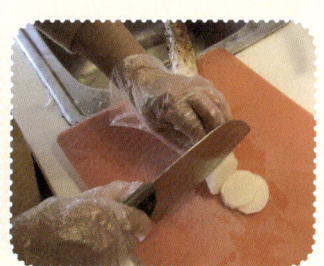

本期精粹

普通的菜山药和价格昂贵的铁棍山药相比，普通山药的水分要多一些，铁棍山药含水量比较低。抛开水分，两种山药的营养成分差别不大。药食同源的山药很受欢迎，但是您要记住，山药富含淀粉和黏液物质，不宜生食，最好做熟了再吃。

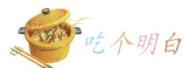

紫薯究竟有多么神奇

主持人：

不知从什么时候开始，紫薯忽然成为市场的宠儿，有人说它除了具有一般甘薯的营养成分以外，还富含硒元素和花青素。特别是紫薯中的花青素，被描述成"对100多种疾病有预防和治疗作用，被誉为继水、蛋白质、脂肪、碳水化合物、维生素、矿物质之后的第七大必需营养素。"紫薯究竟是什么？它和我们常见的红薯、甘薯有什么不同呢？

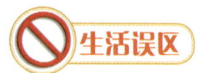
生活误区

在市场上的采访中我们发现，很多人认为紫薯是含有特殊营养的健康食品，比一般的红薯有更好的保健效果，因此为它多花一点钱也值得。但也有人怀疑紫薯是转基因食品，有可能对人体有害。还有消费者发现紫薯洗或煮的时候有掉色现象，因此认为紫薯的颜色并非天然，很可能是染上去的。

到底紫薯的颜色是怎么回事儿呢？

紫薯是不是具有特殊功效的健康食品呢？

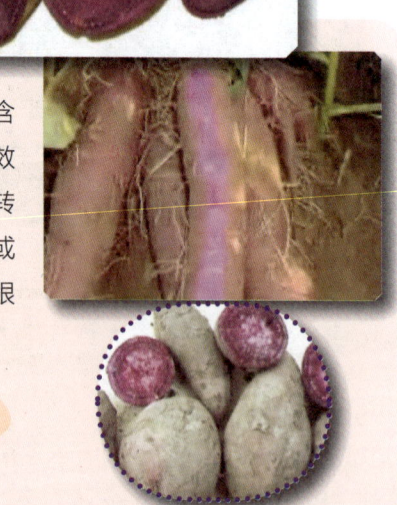

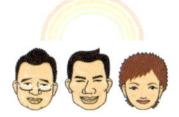

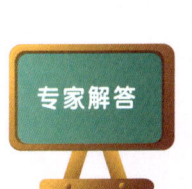

中国农业大学农学与生物技术学院

★ 刘庆昌教授

1. 紫薯到底是什么？是转基因食品吗？

专家：甘薯原产于美洲，我国很早就引进广泛种植，紫薯是甘薯的一个特定品种，目前，紫甘薯品种不少，种植广泛，薯肉大多呈现紫色至深紫色，这也是区别于一般甘薯的地方。紫薯不是转基因食品，根据我们收集的甘薯资料情况，云南很早就有这种紫色甘薯，特别是20世纪90年代开始，一些科研单位先后从日本引进了两个主要紫色甘薯品种，一个叫山川紫，一个叫琳紫，科研工作者把这两种主要的品种杂交，培育出一系列的紫色品种，这些品种都不是转基因的。

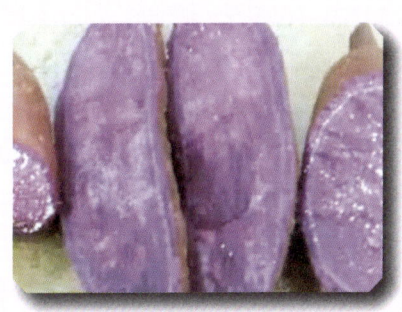

2. 紫薯为什么是紫的？是染色的吗？它和普通甘薯的营养成分有什么不同？

专家：紫薯的营养成分和普通甘薯的不同主要在于它的花青素，学术上叫做花青苷。紫薯的花青素含量比普通品种甘薯高得多，100克鲜薯中大约有30到50毫克的花青素，这也就是为什么紫薯看起来特别紫的缘故。

3. 既然紫薯的颜色不是染的，那为什么在烹饪时会掉色呢？

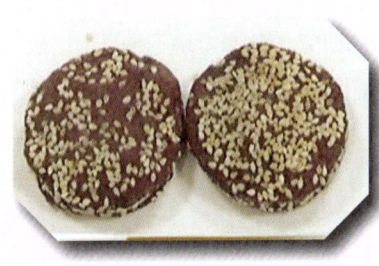

专家：紫薯的花青素是水溶性的，掉色是正常现象。我们在加工洗涤时会发现有掉色现象，这实际上是花青素跑出来造成的。花青素在细胞里面有，细胞外面也有，游离细胞外面的花青素很容易染色。这种掉色现象是不影响食用的。

4. 为什么在加工和烹饪过程中，紫薯的紫色会变成其他颜色呢？

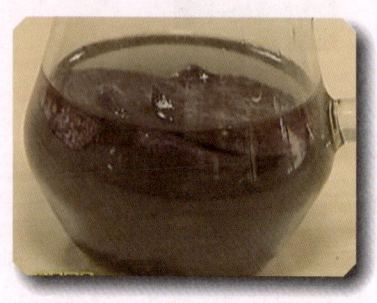

专家：自然界中，花青素是一种天然色素，广泛存在于植物中，也是植物花瓣中的主要呈色物质，水果、蔬菜、花卉等五彩缤纷的颜色大多与花青素有关。紫薯的变色现象也是花青素引起的，一个小实验就可以说明这一点。将紫薯切成块，然后放入榨汁机中，加入蒸馏水榨汁。过滤掉淀粉和杂质，经过沉淀就得到了紫薯汁。接下来，往紫薯汁中加入酸性试剂，我们看到，本来紫色的薯汁迅速变成了红色；加入碱性的试剂，紫薯汁马上呈现出深蓝色。日常烹饪紫甘薯的过程中，我们使用的食材和配料，会有酸碱之分，所以，可能会导致加有紫薯的粥菜变色，这是正常的现象，大家不用担心。

5. 紫薯当中富含硒吗？

专家：不同品种、不同产地的紫薯其营养成分也都不同，这个不能一概而论。

6. 紫薯有特殊的抗癌效果吗？

专家：大部分研究表明，甘薯有一些特殊的成分，比如膳食纤维，我们又把它叫做食物纤维。此外紫薯还含有黏液蛋白、脱氢表雄酮等，这些成分对防癌抑癌有作用。但防癌抑癌不是专指紫甘薯，普通甘薯也都有这种效果。

7. 花青素有什么作用？

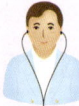

北京协和医院营养科 ★ 李宁医生

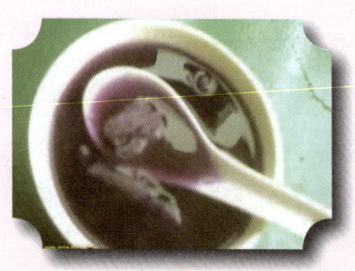

专家：很多研究表明花青素这种物质具有抗氧化作用，但目前还没有非常有价值的人体研究，主要是动物的研究和体外的研究。花青素是不是真的能延缓人体衰老，保护我们的器官，保护我们的组织不被氧化，还是有待证实。而且，其实很多食用果实中都含有花青素，如葡萄、甘蓝、茄子皮、桑葚等，对于传说中紫薯的神奇功效、一些关于花青素有种种神奇作用的说法，可能都是从花青素"抗氧化作用"衍生出来的，并没有直接的临床试验数据。

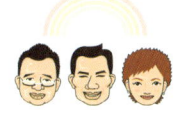

8. 有人说，花青素被称为第七大必需的营养素，这种说法正确吗？

专家：我们不必盲从。所谓必需的营养素，就是我们一定要摄入的营养素，不摄入的话机体就要出问题，甚至会死亡。而花青素虽然有一定功效，但却不是我们必需的营养素，不摄入花青素也不会引起问题。此外，即使花青素有某种作用，但并不意味着含有花青素的整个食物就一定有这个作用。某种物质进入人体后，应该如何发挥作用、发挥多大的作用，是一个相当复杂的过程，人体外的研究不能等同于人体内的研究。和蔬菜水果一样，紫甘薯也是一种健康食品，也在为我们提供营养物质。无论是绿色紫色还是黄色，不同颜色的蔬菜水果都含有对人体有益的成分。饮食中应该注重均衡膳食，提高蔬菜水果的摄入量，这才是健康的生活方式。

本期精粹

紫薯的确是一种健康食物，它是甘薯的特殊品种，不是转基因食品也不是染色食物。紫薯中含有花青素，对健康有一定作用，但不可盲目迷信紫薯的营养价值，只有均衡饮食才是健康之道。

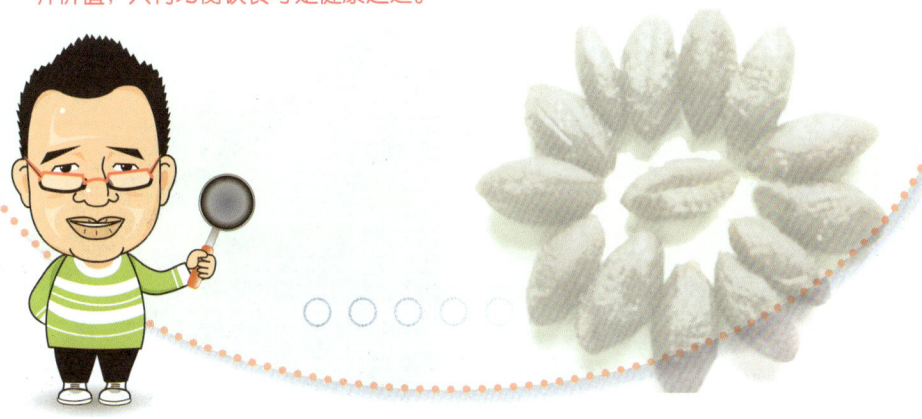

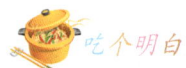

香蕉怎样吃

主持人：

香蕉不仅仅是一种简单的水果，它还是"快乐之果"，"智慧之果"。很多人都爱吃香蕉，但市面上香蕉品种各异、大小不一，到底哪种香蕉比较好呢？吃香蕉又有哪些好处呢？

 生活误区

误区一　乙烯利催熟香蕉对人有害

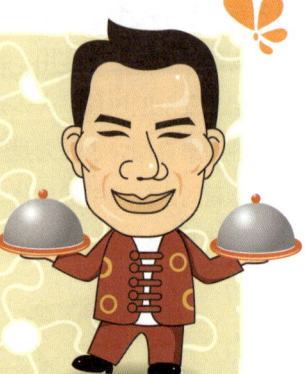

很多人认为，市面上颜色金黄的那些进口香蕉，估计肯定是用化学试剂乙烯利催熟的，吃了对人体不好，还能致癌。这种说法对吗？

误区二　芝麻蕉最好

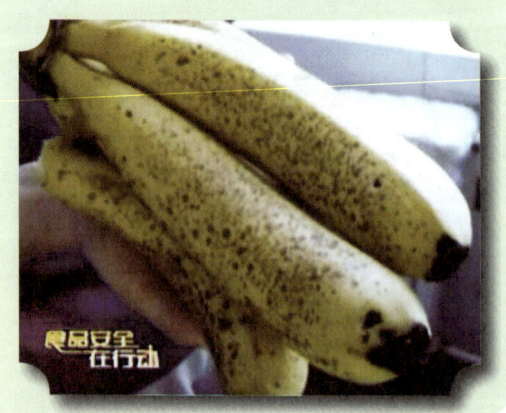

很多摊贩会卖一种名叫芝麻蕉的香蕉，表面有小黑点，还说这种芝麻蕉特别甜，比普通香蕉好。芝麻蕉真的比普通香蕉好吗？

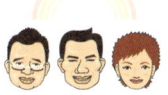

误区三 香蕉能减肥，还能润肠通便

好多人都说，香蕉可以减肥，特别是女孩子，很多女孩晚上不吃饭专门吃香蕉。据说香蕉还能治疗便秘，有润肠通便的功能。这样说对吗？

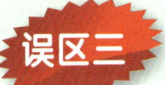

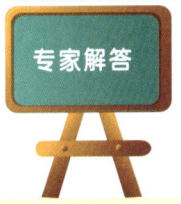

★ **中国农业大学食品与营养工程学院**
冯双庆教授

1. 香蕉含有哪些营养成分？

专家：从营养的角度来说，香蕉几乎含有所有的维生素和矿物质。一根净重约100克左右的香蕉所含卡路里仅约87千卡，大约相当于一餐白饭（150克—220千卡）的一半或以下而已。香蕉含有相当多的钾和镁，一条中等大小的香蕉含有450mg左右的钾。钾能防止血压上升及肌肉痉挛，而镁则具有消除疲劳的效果。

2. 市面上各种各样的香蕉，哪种营养价值最高？

专家：不同品种的香蕉，口感可能有不同，但营养价值相差不大。

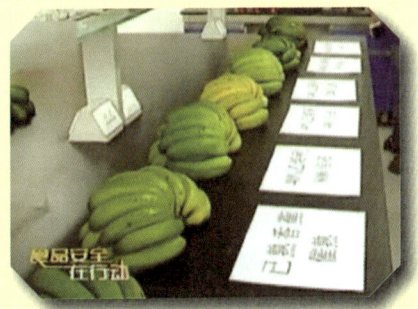

3. 怎样挑选香蕉？

专家：优质香蕉果皮呈鲜黄或青黄色，梳柄完整，无缺只和脱落现象，一般每千克在25个以下，单只香蕉蕉体弯曲，果实丰满、肥壮、色泽新鲜、光亮，果面光滑，无病斑、无虫疤、无霉菌、无创伤，果实易剥离，果肉稍硬。

69

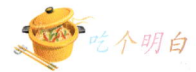

4. 听说市场上的黄香蕉都是用一个叫乙烯利的化学试剂催熟的,乙烯利究竟是什么,香蕉为什么要用它催熟啊?

专家:乙烯利催熟,已经成为香蕉、芒果等热带水果生产过程中不可缺少的一个环节。香蕉要长途运输,必须采摘青果。而青果香蕉由于还没有完全形成自身乙烯合成的条件,难以自我成熟、后熟并达到食用品质,如果不使用乙烯利技术,大部分香蕉就达不到成熟食用的程度。

5. 食用乙烯利催熟的水果对人体健康有危害吗?

专家:乙烯的催熟过程是一种复杂的植物生理生化反应过程,这个过程不会产生任何对人体有害的物质。乙烯利作为已经长期使用的植物生长调节剂,自诞生以来已有几十年的安全使用历史,只要规范使用,就不会对人体健康带来不利影响。我国在2005年国家标准化管理委员会出台的《中华人民共和国国家标准GB2763》中,对农作物表面乙烯利的最大残留量也作出了相关规定。该标准规定,在芒果等一些热带及亚热带水果中,乙烯利的最大残留量不能超过2mg/kg。而目前用于香蕉等水果催熟的乙烯利的配制溶液浓度一般在30ppm左右,使用后因其在水果的表面迅速分解,释放出乙烯,最终残留量不会超过国家规定的2mg/kg这个标准限量,加之香蕉食用需要剥皮,因此,即使通过乙烯利诱导促熟的香蕉,食用也是完全安全的,不会对人体健康产生危害。水果催熟剂除了乙烯利还有乙烯、生石灰等,在催熟水果过程中,只要不过量使用,对人来说应该是无害的。

6. "芝麻蕉"真的是香蕉中的佳品吗?

专家:其实香蕉中是没有芝麻蕉这个种类的。一般是存放时间过长才会皮生黑点,那是香蕉已不新鲜的主要外部特征,这种香蕉再继续摆下去,基本上就已不能再食用了,"芝麻蕉"一说纯属子虚乌有,那只不过是小贩花言巧语用来诳人的一种伎俩而已。

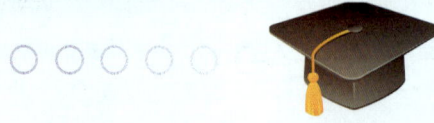

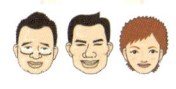

8. 什么样的人不适合吃香蕉？

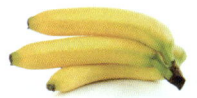

专家：香蕉含钾高，患有急慢性肾炎、肾功能不全者，都不适合多吃。这些病人如果吃香蕉的话，建议以每天半条为限。此外，香蕉糖分高，一条香蕉约含120卡路里热量（相等于半碗白饭），患糖尿病者也必须注意摄取的分量。香蕉性寒，体质偏于虚寒者，避之则吉。例如胃寒(口淡胃胀)、虚寒(泄泻、易晕)、肾炎(也属虚寒)、怀孕期脚肿者，最好不要生吃香蕉。除非蕉肉经过蒸煮，寒性减退后才可进食。

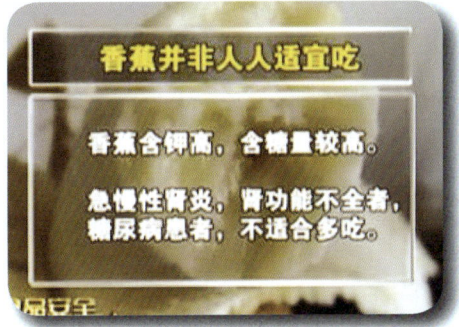

9. 香蕉可以润肠通便吗？

专家：一般人都有这样的常识，香蕉是润肠的，大便不好的时候吃香蕉就能润肠通便。其实并非所有的香蕉都具有润肠作用。只有熟透的香蕉才能有通便功能，如果多吃了生的香蕉不仅不能通便，反而会加重便秘。因为，没有熟透的香蕉含较多鞣酸，对消化道有收敛作用，会抑制胃肠液分泌并抑制胃肠蠕动。适得其反。

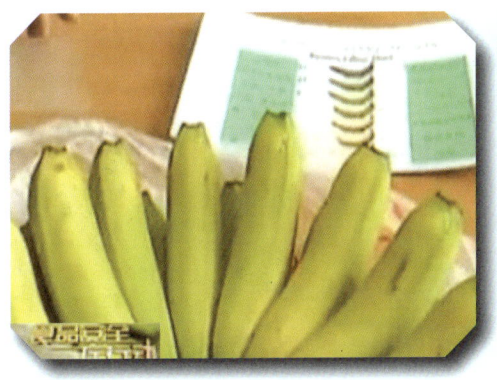
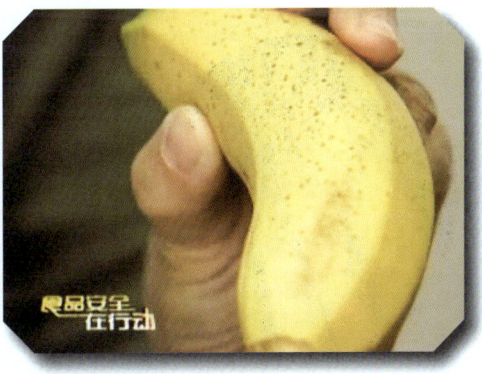

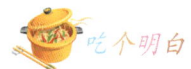

10. 很多人愿意把香蕉和其他水果一样放在冰箱里存放，可是没多久就会发现香蕉不但没有保鲜反而表皮发黑，这是怎么回事呢？

专家：香蕉里面有一种氧化酶素。平时氧化酶素被细胞膜严密地包裹着，就像人的血肉被皮肤包着一样。一旦香蕉挨冻或碰破，细胞膜破了，里面的氧化酶素被空气中的氧气氧化，生成一种黑色的东西，香蕉皮就变黑了。

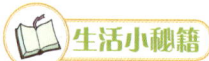

1. 如何保存香蕉

香蕉保存在8—23摄氏度之间最合适，高温容易过熟变色，而温度过低，易发生冻伤现象，因此天热时应放在凉爽通风的地方，天冷时要用报纸等物品包裹保存。

黄香蕉熟的速度快。宜放在室内阴凉、干燥、通风处，悬空挂起效果将更好。

如果是青香蕉，只要将香蕉与苹果放在一起保存，不久之后，香蕉的颜色就会转黄，变得成熟、美味。如果已经是熟的香蕉就千万不要和苹果放在一起了。

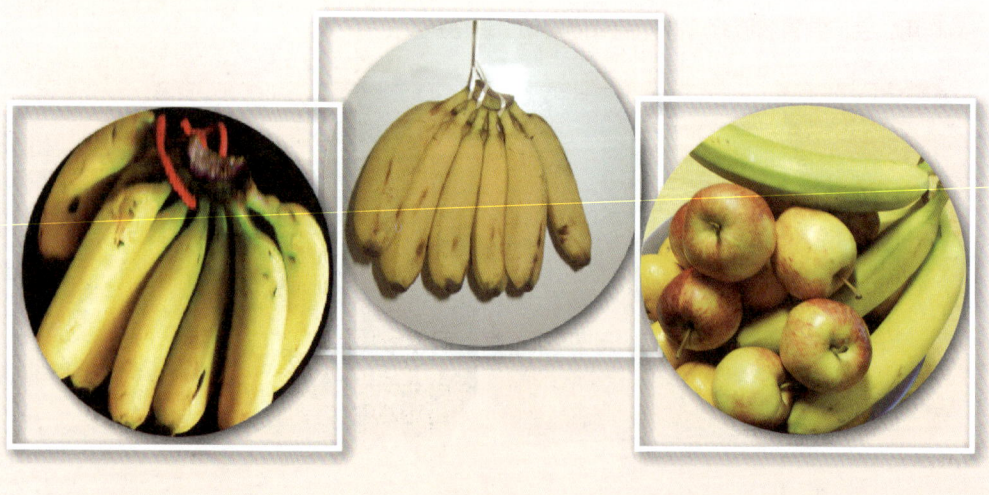

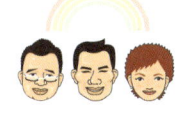

2. 巧吃香蕉皮

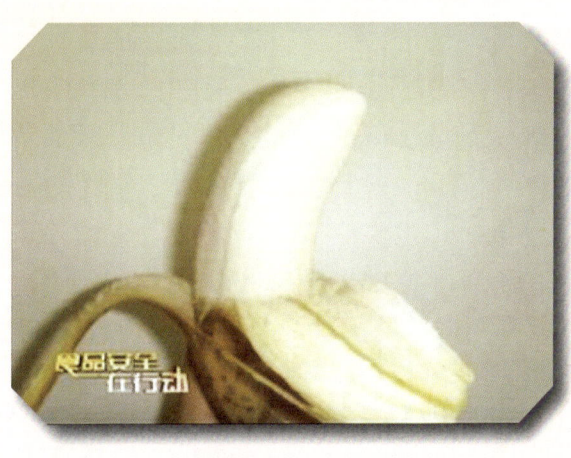

大多数人认为香蕉只能吃果肉，不能吃皮，尽管香蕉皮很厚，分量也很重，但是人们还会毫不吝惜地扔掉它。其实香蕉最有营养的就是皮，只是因为不好吃，所以人们都不吃。香蕉皮中的膳食纤维、钾的含量都很高。青绿色的香蕉皮内含有高量的5HP，煮过后可以转化成血清素，人们吃下煮过的香蕉皮，可以舒缓忧郁情绪。成熟香蕉呈黄色的皮，含有丰富的类胡萝卜素以及类叶黄素，可以保护视网膜神经细胞，防止光线或紫外线对视力的伤害。将没有熟透、外表青绿色的生香蕉皮剁碎，放入锅子里用水煮，对高血压有作用。香蕉皮擦患处能治疗冻疮。香蕉皮也可以用于皮肤病的止痒。

本期精粹

不同种类的香蕉营养价值差不多，不要盲目相信所谓芝麻蕉。乙烯利催熟的香蕉对人体无害，可以放心食用。此外，香蕉虽然营养丰富，但并不适合所有人吃，也不要盲目相信香蕉的减肥作用。蕉皮也很有营养，巧吃香蕉皮有益健康。

揭秘减肥神药 左旋肉碱

主持人：

似乎一夜之间，"左旋肉碱"成了瘦身族争相购买的"仙药"，绝对安全无副作用、不用运动、睡觉时就能减肥的宣传语让"左旋肉碱"迅速占领了减肥产品市场。舆论热议，市场热销，它的魅力从何而来？原本名不见经传，如今成为号令市场的明星产品，它到底掌握着怎样的减肥密码？左旋肉碱究竟是什么？真的如此神奇吗？它到底是减肥者的福音还是商家的谎言呢？

 生活误区

左旋肉碱十分  神奇

"全球公认的健康减肥食品！"、"演艺界模特运动员最喜欢的脂肪燃烧弹！"、"减肥加速11倍30天劲减20斤！"、"超越所有减肥方式的终极减肥产品！"，近几个月来，"左旋肉碱"这个生僻又专业的名词在渴望减肥的人群中迅速蹿红，各种左旋肉碱减肥产品也成为网络上热卖产品。左旋肉碱减肥产品不仅在网上人气飙升，受到热捧，在药店里，它的风头也盖过了其他减肥产品。

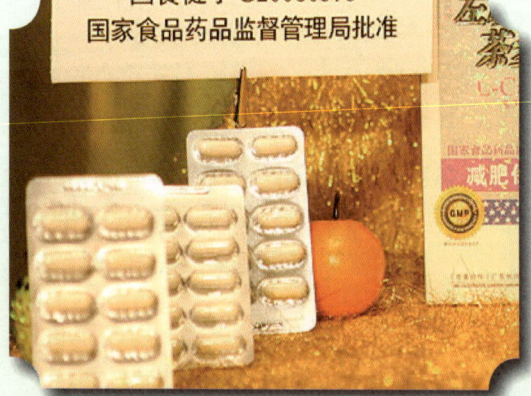

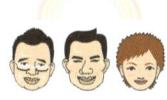

　　记者走访北京多家药店发现,如果消费者要询问减肥产品,药店销售人员首先推荐的就是左旋肉碱。药店里销售的左旋肉碱光胶囊类就有多个品牌,同时为了产品好卖,很多减肥产品也都在搭左旋肉碱热卖的"便车",减肥魔芋、减肥茶多酚、减肥泡腾片产品里都添加了左旋肉碱成分,甚至在一款减肥饼干中,也含有左旋肉碱成分!在药店里,销售人员都强调他们卖的左旋肉碱与西木博士推荐的左旋肉碱是同一种东西,而在各种销售左旋肉碱产品的网站上,也都赫然写着"西木博士特别推荐"的字样,并且几乎都无一例外地在显著位置挂着这样一段西木博士的视频。由于有了西木博士的"特别"推荐,在一些销售左旋肉碱的商家宣传中,左旋肉碱俨然成了快速减肥的利器和灵丹,只要吃了左旋肉碱,减肥似乎就成了再轻松不过的事情:一个月狂瘦12斤,轻松月减13到20斤,月减15到20斤。左旋肉碱真的这么神奇吗?

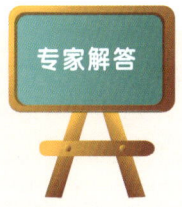

 1. 左旋肉碱是什么?

中国营养学会副理事长 ★ 杨月欣教授

专家: 左旋肉碱又称L-肉碱或左卡尼丁,它是人体细胞内天然存在的一种化合物,人体可以自然合成,在人们日常食用的牛肉、鸡肉、猪肉等肉类食物中也普遍存在,而大规模生产的左旋肉碱大多是化工合成的。它其实是类似氨基酸的一种物质。能够把脂肪从细胞里带到线粒体,让它进行氧化。也就是说,它具有载体作用。

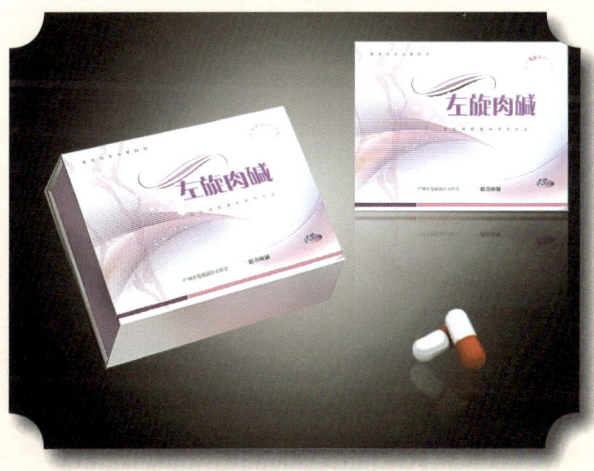

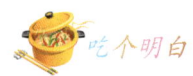

2. 左旋肉碱和减肥之间有什么关系呢?

中国农业大学食品科学与营养工程学院 ★ 何计国副教授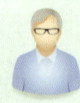

专家：通常，左旋肉碱的主要作用就是作为脂肪的"搬运工"，将脂肪酸送进细胞的线粒体内燃烧，以产生能量。单纯性肥胖的人不会缺左旋肉碱，因为左旋肉碱是身体自己合成的，人体对于这些成分的调节是通过负反馈进行的，少了调多，多了变少。一些先天性代谢异常或后天性的某些疾病，如糖尿病、慢性肾功能衰竭、血液透析等，可能会导致左旋肉碱缺乏。而大多数人是不会缺乏左旋肉碱的，也不需要补充。

 3. 左旋肉碱既然有搬运脂肪酸的作用，那这种作用和减肥是一回事吗？

中国营养学会副理事长 ★ 杨月欣教授

专家：这是被夸大了。因为左旋肉碱本身就是一个载体，它并不能够燃烧脂肪，也就是说，它只能把脂肪带进线粒体，但是燃烧不燃烧、氧化不氧化，它就管不了了。之所以说左旋肉碱并不是"减肥良药"，还在于到目前为止，并没有确切和充足的科学依据来证实左旋肉碱减肥的有效性。

★ **4. 左旋肉碱产品宣称，很多运动员都补充左旋肉碱，用以控制体重，提高运动能力。那运动员服用左旋肉碱真的功效显著吗？**

国家体育总局运动医学研究所 ★ 方子龙研究员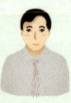

专家：目前国外的一些研究认为左旋肉碱对运动能力各个方面没有明确的效果。国际运动营养学会认为，"大量的研究结论表明：补充左旋肉碱营养品不能影响肌肉的肉碱含量、脂肪代谢、有氧或无氧运动能力，也不能使超重或训练人群减轻体重。"

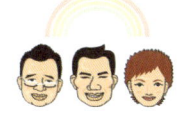

 5．据说左旋肉碱可以帮助人在不运动的情况下燃烧脂肪，它真的适合懒人减肥吗？

中国营养学会副理事长 ★ **杨月欣教授**

专家：如果躺着不动的话，怎么可能不积累脂肪、不增重或者不反弹呢，那是不可能的。减肥只能是靠合理的膳食和合理的运动，就是依靠吃和动的平衡，这一点是其他任何物质都不能代替的。

 6．左旋肉碱真的能让肥肉变瘦肉吗？

专家：燃烧脂肪的时候，我们需要很多的脂肪氧化酶，还需要其他的维生素，当然还有能量。但是，左旋肉碱是管不了这些的，它只能把脂肪酸带进去。所以说，燃烧脂肪，把肥肉变成瘦肉，这些事都是做不到的。

 7．左旋肉碱真的绝对安全无副作用吗？

中国农业大学食品科学与营养工程学院 ★ **何计国副教授**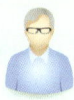

专家：左旋肉碱最常见的毒性是胃肠道反应，有些人会恶性呕吐，甚至有些人会有轻微的腹泻，另外曾有一例专业报道，是说一个肾病的病人使用了肉碱以后肾病加重。左旋肉碱是一种功能性的食品添加剂，它的生产、销售和宣传应该遵循严格的保健食品认证程序。

本期精粹

现在想要减肥的人是越来越多，减肥产品也是层出不穷，如果您有心减肥，在选择产品的时候一定要特别小心，不要对那些花哨的宣传语迷惑了双眼，要知道，那些名为保健品，实际上却添加了违禁药物的所谓减肥产品，只会对您的身体带来伤害。

 吃个明白

红枣你了解多少

主持人：

不少朋友都喜欢吃枣，老人吃枣，说是可以滋补身体，一些年轻女性选择枣的理由则是美容养颜。现在市场上的枣种类实在太多，价格也相差很大，此枣和彼枣之间到底有什么区别？价格昂贵的红枣，营养成分就一定高出许多吗？红枣到底应该怎么买？越贵就越有营养吗？吃枣补血有没有道理？红枣是人人都能吃吗？

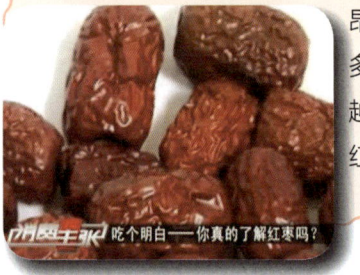
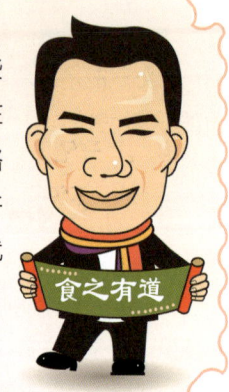

🚫 **生活误区**

红枣补血，吃起来多多益善，越贵的枣品质越好

张阿姨有些贫血，所以经常买红枣吃，她常买的是免洗的滩枣。李大爷则喜欢买金丝枣，他觉得金丝枣第一出名，第二营养丰富，第三完整，第四无核，第五方便。至于小马，他的妻子怀孕已经四个月了，听说红枣对孕妇和胎儿好，他觉得给老婆孩子花钱一定要舍得，所以花396元钱买了两袋新疆玉枣。而晓江想要养身养颜，她只买了普通红枣。这么多种类的红枣，它们的营养成分有什么不同？是不是价格高的，营养就一定高呢？

专家解答 ▷ **1. 红枣的主要营养成分是什么？不同红枣有什么差异？**

农业部果品及苗木质量监督检验测试中心 ★ **李文生教授**

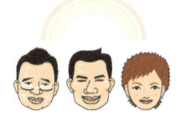

专家：红枣的主要营养成分就是维生素、钙和铁。对四位消费者买的四种红枣进行检测显示，滩枣维生素C含量最高，达到34.95%；其次是普通大红枣：23.15%；新疆玉枣维生素C含量是16.95%；金丝枣维生素含量为10.00%。不过，鲜枣中维生素C的含量远远高于干枣。而且红枣中的维生素C含量也并不是一成不变的。维生素C的含量和枣的品种有关，还与加工工艺、风干干燥的过程以及采收期都有关系，不同的采收期维生素含量不一样。此外，红枣营养成分的多少和它的价钱没有太大的关系，有的枣本身产量很小、产地很偏远、运输费用较高，促使它们的价位也高一些。有的红枣因为产量大、产地相对较近、运输成本较低，它的价位也随之低一些。

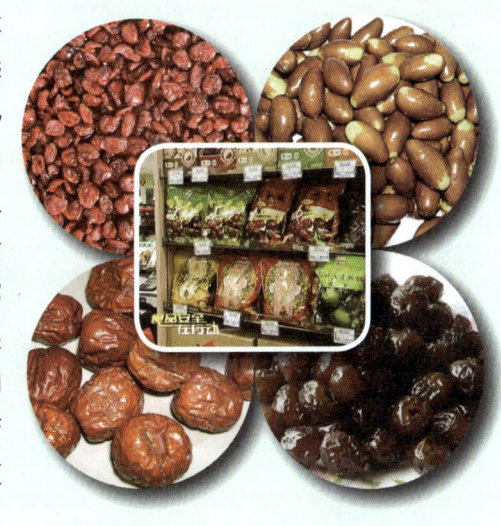

2. 红枣里的铁含量很高吗？

专家：红枣里面铁的含量一般在每百克1到3克之间，并不比其他水果高。传统意义上说枣是补血的，特别是对于孕妇和一些伤病员而言。但是红枣里面的铁是不容易被人体吸收的，如果是要补血的话吃一些动物的血制品或肝脏效果会更好。

3. 红枣能治疗贫血吗？

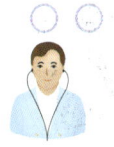

北京协和医院营养科 ★ 李宁医生

专家：如果是营养性贫血，吃一些食物是有帮助的。如果是其他种类的贫血，食物就没有补充和缓解作用了。营养性贫血分又为两大类，一类是缺铁性贫血，另一类是B12缺乏和叶酸缺乏导致的贫血。如果是缺铁性贫血我们要来补充铁，从成分来讲，枣的铁的含量不是很高，而且作为植物性的食物，铁的吸收率也不是很好，所以从缺铁性贫血这个角度上

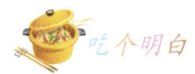

来说枣的作用不是像我们想象的那么大。植物中的铁元素是非血红素铁,而动物中的铁是血红素铁,血红素铁的吸收率更高,因此营养性贫血可以多吃红色瘦肉、肝和血豆腐。另外一类是B12和叶酸缺乏导致的贫血。叶酸广泛存在于很多植物性食物,特别是一些绿叶蔬菜之中,当然一些动物性食物也含,但是叶酸不是一种很稳定的维生素,它受热见光时比较容易分解,干枣中的叶酸含量不是很高,而维生素B12一般来讲只存在于动物性食物,植物性食物中基本上是不含的,所以无论从铁的角度、从叶酸的角度还是从B12的角度,枣都不是很好的治疗贫血的食物。

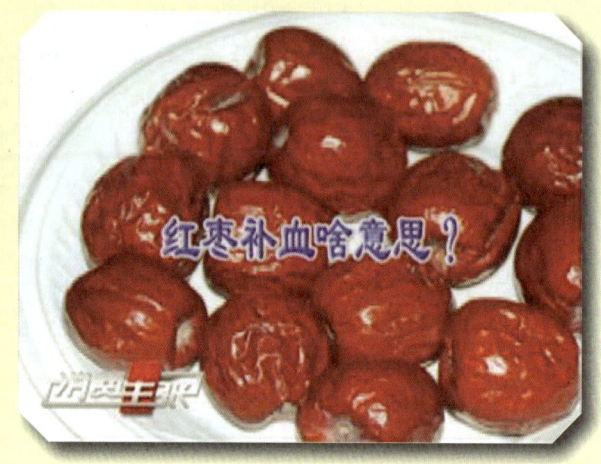

 4. 红枣还有什么其他的营养价值呢?

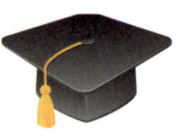

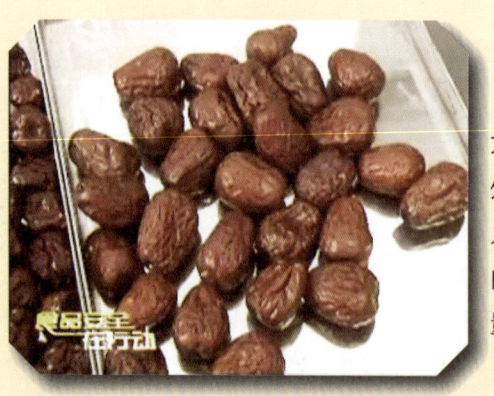

专家:尽管在补血方面红枣的作用与大家的理解有一些差距,不过由于红枣包括外皮在内含有大量的膳食纤维,所以有助于人体排便,能排出体内的一些毒素。此外,由于干枣水分大大减少,它里面糖和钾的含量比较高。

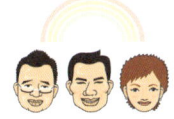

5. 红枣有什么滋补作用?

中国中医科学院北京西苑医院 ★ 陈志伟教授

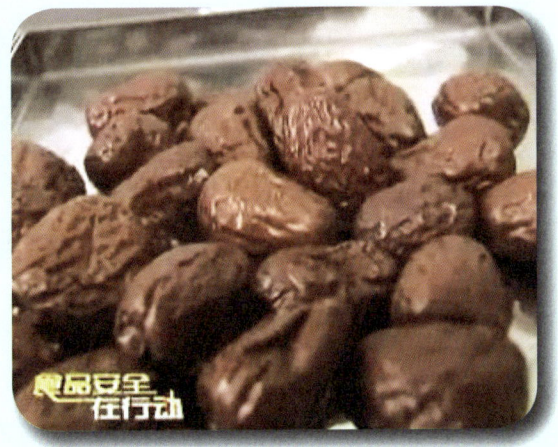

专家：中医认为，红枣甘平偏温，它有很多作用，一是可以滋补脾土，健脾；二是补中益气；第三是养血安神。这三大作用在我们日常生活当中和中医治病当中都用的比较多的。中医说的气和血，不能单纯从字面上理解成我们呼吸的气和血管中流的血液，气虚和血虚是指一种不健康的状态。红枣，就有益气养血的功能。红枣最大的功效就是健脾。脾的功能就是养气血，气血足了人的肤色就会健康，面色红润有光泽。所以长期坚持少量食用红枣肯定是对身体有好处的，能补充气血，另外也能让脾的运行功能更好，使身体更强壮。

6. 哪些病症适合吃红枣?

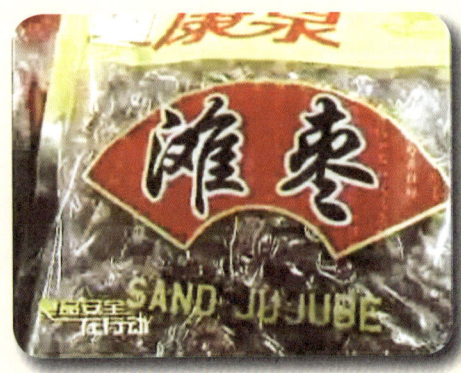

专家：脾胃虚弱的病人可以多吃枣来健脾。还有一种病人属于气虚以后脾胃不合，也可以用大枣来进行调理。此外，睡眠不好也可以用大枣来进行调理。

7. 红枣适用于所有人吗？

专家：红枣并非适宜所有人。首先爱上火的人尽量少食用红枣；第二，脾胃虚寒者不宜多吃；第三，胃肠消化不好的人应慎食红枣，红枣的枣皮里面有很多粗纤维，会刺激肠胃的消化。

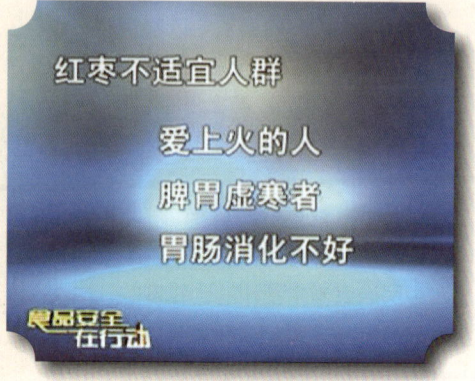

8. 食用红枣多多益善吗？

专家：吃红枣应注意控制食用量，红枣不宜多吃，每天食用3到5颗中等大小的红枣比较合适。

9. 怎样吃红枣比较好？

专家：蒸、煮、泡红枣水，都能起到效果。而生吃红枣，摄入的维生素和膳食纤维会多些。

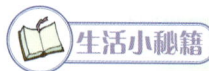

1. 怎样清洗红枣？

先用一个带盖可以密封的盒子，把红枣放进去，再放一些热水，不过水温不能太烫，大约80度左右就可以，浸泡十分钟后再上下摇晃，这样就可以轻松地把红枣褶皱里面的脏东西去掉了。

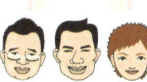

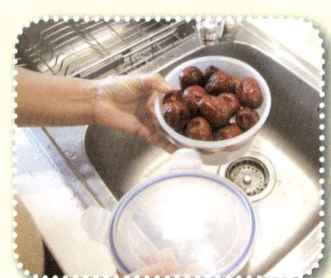 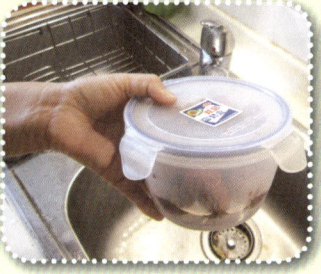 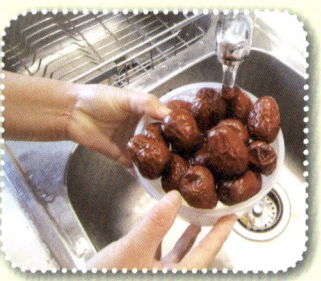

2. 红枣怎样去核?

找一个比较粗的吸管,拿一个枣对着中间往外一捅核就出来了。

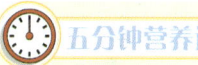

第一道——红运当头

主要材料是大枣,花生,西兰花和淀粉。红枣洗净去核,把花生塞进枣核的位置。一颗枣刚好塞进一颗花生,之后就可以放在锅里蒸了,大约需要蒸30分钟。切好西兰花,用白水焯熟,把蒸熟的红枣取出来,在盘子的周围摆上西兰花。这个时候就可以浇汁了。

第二道——糯米红枣糕

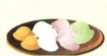

用白糖把藕丝腌制15分钟左右,放入糯米粉,搅拌成糊状,再把大枣切成条摆在糯米糊上面,之后上锅蒸20分钟。吃的时候用白苏叶子包上一起吃,回味无穷。

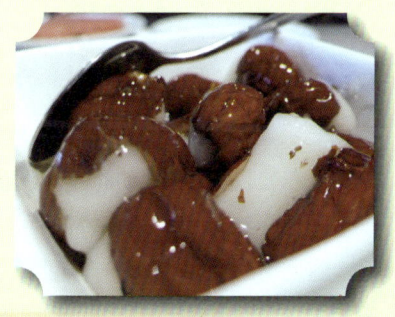

本期精粹

再有营养的食物,也不是每个人都适合,如果容易上火,如果消化功能不太好,那最好不要吃太多的枣。如果患有贫血,也不可能指望仅靠吃枣就能补得上。去买枣,不要以为越贵就越有营养,价格是由多种因素决定的,只买贵不买对,那就是走入误区了。

 吃个明白

莫轻信食物相克

主持人：

从小就听老辈们说，有些东西是不能一起吃的，如果同时吃，就会中毒，也就是传说中的"相克"！常常听到的说法有：西瓜和羊肉一起吃是要命的，红糖和生鸡蛋吃了要中毒，柿子和红薯吃了会得胆结石等等。如果生活中就连土豆烧牛肉、黄瓜炒鸡蛋这些家常菜都被列入到食物相克中，那我们到底该怎么吃菜呢？不过很多人还是选择了"宁可信其有，不可信其无"。那么这种食物相克的说法有科学依据吗？

 生活误区

已经退休10多年的闫大妈今年63岁，除了每天在公园里活动活动筋骨，最喜欢的就是研究养生美食。闫大妈把我们带到她们家的厨房，这厨房里还特意贴了一张图表，闫大妈说就是为了时刻提醒自己，做菜的时候可千万别把相克的东西一起做。和闫大妈持有一样观点的绝不是少数！只要随便一问哪个和哪个不能一起吃，几乎每个人都能说上一两种。在腾讯网友中作的关于食物相克的调查显示，大约九

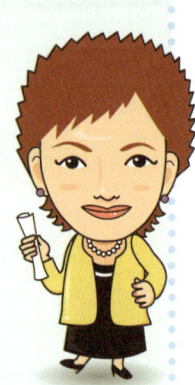

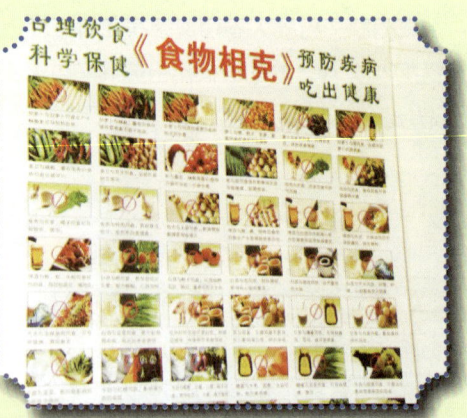

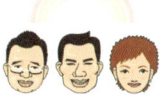

成的网友相信食物相克之说。而且,相信这一说法的人,做法也惊人的相同,就是不管是哪里听来的,不去吃那些"相克"的食物,是最稳妥的做法。究竟有多少食物相克呢?上网一查,真是不查不知道,一查吓一跳!搜索的结果显示,最广泛流传的食物相克之说就有近200种,几乎罗列了我们日常生活中所有常见的食物!市场上关于食物相克的书籍也是林林总总,不过仔细一瞧,这些书标题大同小异,内容也极其的相近,就连目录几乎都是一样的!关于食物相克的说法,老辈们说的那是无从考证了,有证可循的就是这一本本书了。食物相克的说法到底是从哪里出来的,我们不得而知。也有人觉得食物相克来自传统医学。桂大爷是一名退伍老兵,他在空军服役26年,他对食物相克的说法深信不疑。他认为食物相克是中医理论,而且是民间的一种传下来的一样东西。那么食物相克真的是中医理论吗?食物相克到底有道理吗?

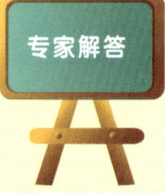

专家解答 中国农业大学食品与营养学系 ★ **范志红副教授**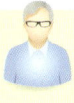

 1. 菠菜和豆腐相克吗? ○○○○○

专家: 这是不对的。按照"食物相克"的说法,菠菜中含有草酸,豆腐含有丰富的钙,它们中和就会形成草酸钙沉淀,所以会形成人体内肾结石,也因为草酸钙的沉淀,菠菜或豆腐中的钙不能被人体吸收。然而事实上这些说法是没有道理的。菠菜豆腐这道菜,不仅不相克,而且是一道相当好的营养美食。我们做这道菜的时候,只需要把菠菜放在沸水里焯一下,去掉它的草酸就可

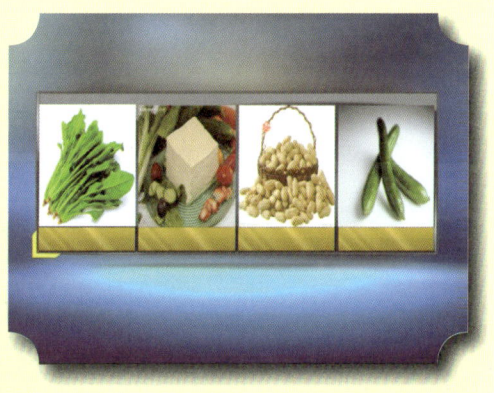

以了。因为草酸易溶于水,绝大部分都已经跑到水里去了。仔细地看一看焯菜的水,就会发现水的下面有一些小小的像沙子一样的东西,因为北京水碱性比较高,里面有很多钙离子,和菠菜的草酸发生化学反应,就生成了沉淀。沉淀是在锅里的,不是在肾脏里面。所以根本进不了血液,更谈不上产生什么结石了。

2. 其他食物相克也都是不对的吗?

专家: 有一些关于食物相克的禁忌说得非常恐怖,什么芝麻跟鸡肉一起吃会死。什么洋葱跟蜂蜜一起吃会耳朵聋之类。为了对食物相克进行科学的论证,中国营养学会曾在2009年专门委托兰州大学医学院来做食物相克的试验。并组织了一百多名志愿者进行试吃试验,结果显示,所有参加试验的志愿者安然无恙。没有一个人出现状况,没有人离开这个世界,没有人住院,没有人耳朵聋或者眼睛瞎。就连不舒服、没力气、肚子疼之类的都没有过。可见"食物相克"根本经不起事实的检验。

3. 既然试吃试验表明,传说中不能在一起吃的食物,真的一起吃了实际上对人体并无伤害,那食物相克一说从何而来呢?食物相克是中医学说吗?

北京中医药大学 ★ 林殷

专家: 我们找了78本中医的书籍,最早的应该算是汉代的,最晚期的是民国时期的。有唐代的方剂名著《千金方》,包括《备急千金要方》和《千金翼方》等,还有《引膳正要》,《食疗本草》和《本草纲目》等中医药著作。这里包括了中药的书,方剂的书,综合医著,也包括养生书,还有一些食谱以及一些农学方面的书,所有的这78本的著述当中,没有一本提到食物相克。中医从没有食物相克的说法。为什么中医不说食物相克?第一在历史上从来没有;第二所谓食物相克在逻辑上是说不通的。食物是没有毒性的。不同的食物加在一起,再进行烹饪的时候,它可能性状会产生改变,但是不会产生有毒性的东西。

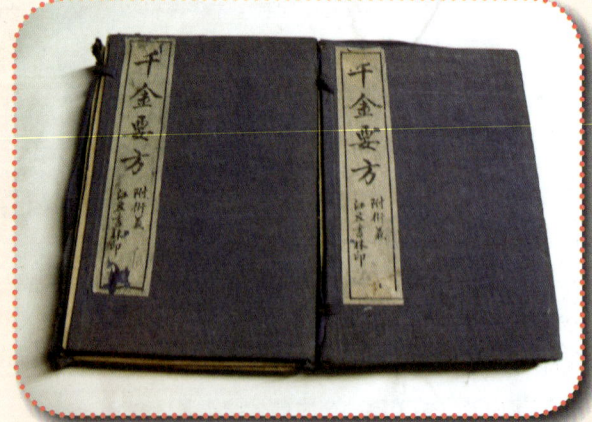

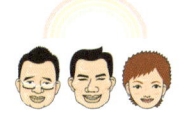

4. 为什么有的东西一起吃会不舒服呢？

中国中医科学院 ★ 罗增钢研究员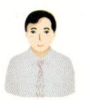

专家：不舒服的反应并不是表明两种食物不能一起吃，只是因为人的个体差异不同所产生的正常反应。在中医药医学理论上，有"药物相反"的说法，叫"十八反"，"十九畏"，说的是一些中药材讲求配伍，就是某些药物合用会产生剧烈的毒副作用或降低和破坏药效，但需要特别注意的是，这里指的仅仅是药，而不是日常的食物，而且，相反的中药屈指可数。不过，虽然中医药学上没有"食物相克"的说法，但是在服用中药的时候，要注意一些食物搭配，因为一些中药会与某些食物发生反应，中医在用药时讲究忌口。因为饮食不当会影响药物的疗效。

5. 既然不是中医理论，那么食物相克是现代医学理论吗？

北京协和医院营养科 ★ 李宁医生

专家：从西医营养学的角度，食物相克的说法根本不成立。对于正常人饮食之后，可能会引起一些不适，比如有人喝啤酒吃海鲜后会引发痛风病，这是因为这种人本身尿酸代谢有问题所致，这些病与食物相克毫无关系。有的人说橘子汁不能和牛奶一起喝，因为两者兑一起会结块，结了块以后就会影响钙吸收，或者影响消化。这些都是不对的，因为实际上胃酸比橘子汁酸很多，奶到胃里遇到胃酸以后本来就是要凝块的。

6. 食物相克的说法是哪里来的呢？

中国营养学会名誉理事长 ★ 葛可佑研究员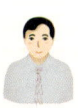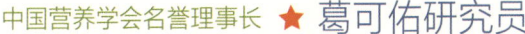

专家：过去人们对食物的理解有限，有些食物被细菌污染了，吃了以后上吐下泻，甚至还能死人。但是在古代人们不懂得感染。上吐下泻，这是怎么回事呢？古人观察到这些病人把什么东西和什么东西一块吃了。于是就记下来，什么东西和什么东西一块吃上吐下泻，

要小心。因为古代医学是一种经验医学,所以这样一个过程是很自然的。正是由于科学的限制,古时人们的认识必然会产生一些判断上的失误。因此才会流传下来很多食物相克的故事。

7. 那么什么样的饮食方法才是合理搭配呢?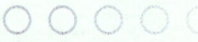

专家:建议每天吃300到500克的蔬菜,200到400克的水果。至于膳食宝塔上的指导性摄入量只是平均量而已,不必每天都严格遵照这一标准,只要平均起来达到标准,并能够多样化食物就可以了。

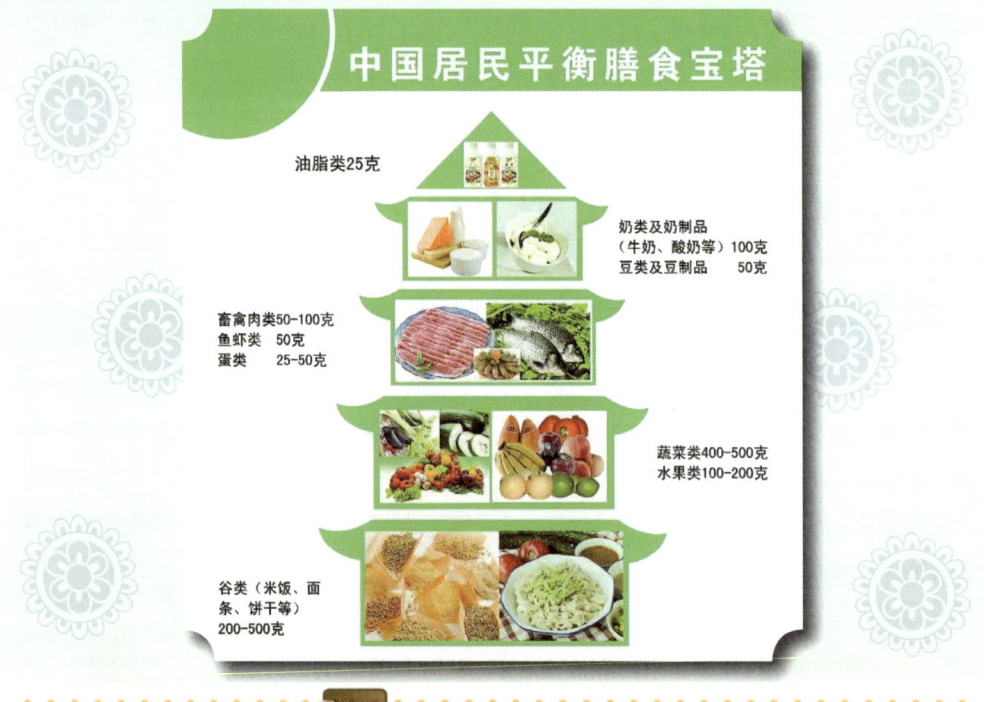

本期精粹

食物相克只是空穴来风,不可盲目相信。但某些药物之间以及药物和食物之间的确有可能存在相互作用,要严格区分药物和食物。要想身体健康,就要做到饮食合理搭配,均衡摄取各种营养,而不是听信没有科学依据的传言。

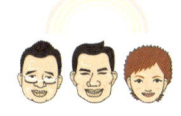

吃啥补啥可信吗

主持人：

皮肤不好，吃猪皮就能改善吗？贫血了，吃猪血就能见效吗？受伤骨折了，骨头汤一定要喝……吃啥补啥，民间流传多年的说法，到底能否经得起推敲？

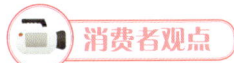

小洪就职于CBD某文化传媒公司，是个典型的白领，出于自己职业需要，小洪对自己的皮肤也是格外的爱护。可最近小洪的脸上起了一些痘痘，这让她十分头疼。小洪听同事说吃猪皮会对皮肤好一些，因为平时工作总是对着电脑，辐射挺厉害的，吃猪皮管用。

有人对此半信半疑；有人有点相信，因为老人说吃啥补啥，比如脚骨折要吃猪蹄；有人认为血是补心的吧，红色入心……

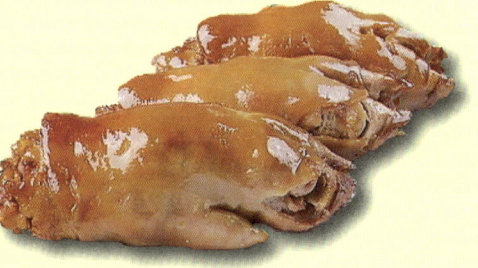

专家解答

★ **林殷**（北京中医药大学博士生导师）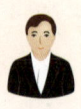

关于吃啥补啥共有两种说法，一种叫以形补形也叫以脏补脏；一种叫吃啥补啥。所谓的以形补形指的是食物的形状长得和我们某一个器官是相似，比如说有人认为有一些豆子长得像腰子，所以吃了这样的豆子就能补肾。而吃啥补啥，指的是我们人体的某个器官和动物的器官脏器，从营养素的含量角度上讲是近似的，比如吃血补血等等。而在现实生活中，消费者常常混淆这两种说法。

网络调查显示，对于吃啥补啥的说法，大约九成的网友还是非常相信以形补形这种说法的。

疑问一：吃皮真能补皮吗？

★ **林殷**（北京中医药大学营养学教授）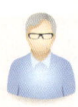

吃皮补皮，比如说炖猪蹄、肉皮冻，关键是补胶原蛋白的事儿。这个在学术界也是有不同见解的。从中医的角度上来讲，还有一个对症的概念。如果您本身就是痰湿的体质，舌苔特别厚腻，体型特别胖硕，大便还不成型，这类人就算吃了也根本补不进去，并且有的时候还适得其反。

疑问二：吃血补血靠谱吗？

比较靠谱的就是以血补血。一般就是民间所说的吃猪血、鸭血、血豆腐。从现代医学界来讲，这还是有一点根据的，或者说是从它的营养素来讲，动物血当中含铁量比较丰富，所以对于缺铁性贫血，它有一定的作用。

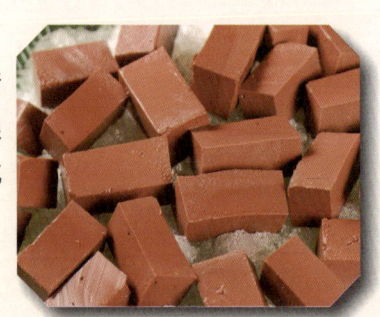

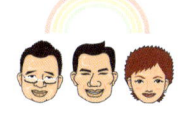

疑问三：吃脑真的补脑吗？

林殷：以脑补脑，或者说以形补形，这应该是民俗学的说法，不是医学上的说法。我们不把它完全否定，因为有一些药膳方有这方面的内容，比如说天麻、猪头可以一块炖，但这是作为一种药膳来说的。鱼脑或猪脑当中磷脂能吸收多少？这个在营养学界有不同的说法，但可以肯定的是里面胆固醇的含量非常高。鱼脑还有一个重金属蓄积的问题，所以能不能补得上还是个问题。

疑问四：现代医学是怎么样解释吃啥补啥的呢？

★ **李宁**（北京协和医院营养师）

因为人体每天需要很多的营养素，不是单纯的一种，而且需要很多的食物能够给我们提供这些营养素。还有一些疾病，比如像贫血、骨折这些愈合、痊愈等情况，我们都需要多种营养素的配合，并不是某一种，而且也不是仅仅来自于某一种食物，因此我们需要的是综合性的食物。

那么我们平时该如何看待以形补形呢？在营养缺乏和不均衡的时候，靠以形补形是否可以达到补充营养的作用呢？

林殷：总的原则还是一个膳食多样性。中医基本的原则叫做五谷为养，五果为助，五畜为益，五菜为充，谷肉果菜，食养尽之。单吃猪脑子、单吃核桃补脑，单吃皮补皮，这在中医历史上也不是这样去强调的。所以膳食的多样化是非常重要的。

本期精粹

吃啥补啥，这样的说法在民间流传多年，不过，要治病，得对症下药，要进补，也得看个人体质。不顾体质的差异，只管恶补什么猪脑、猪血、猪蹄，很可能是补的功效没显现，身体的不良反应反倒出现了。而且，专家特别强调了膳食的多样性，五谷杂粮，荤素搭配，食物种类越丰富，人们摄取的营养素才越全面，身体也才越健康。

 吃个明白

水果皮，吃 还是 不吃

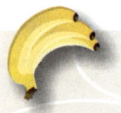

主持人：许多人认为水果必须要连皮吃才有营养，尤其像苹果、梨、葡萄等这样的水果；也有人认为吃水果必须削了皮吃才干净。前者看重营养，后者看重卫生。这果皮到底是吃还是不吃呢？果皮真的比果肉还要有价值吗？哪些水果不能吃皮呢？

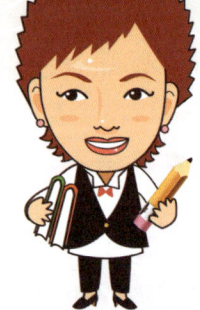

 消费者观点

消费者1：老年人都吃水果皮，觉得水果皮好，梨皮、葡萄皮、苹果皮，老年人都吃。

消费者2：所有阳光照的，这营养都在水果皮里头。

消费者3：吃苹果皮对皮肤会好。

在网络上进行的对水果果皮的食用习惯的调查显示，近70%的人吃水果皮，因为他们认为果皮有营养。

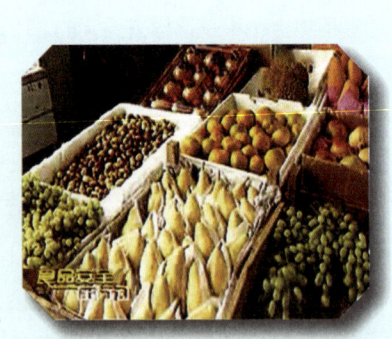

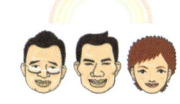

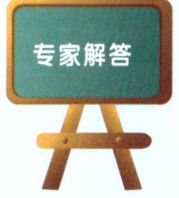 

疑问一：水果皮营养更丰富吗？

★ **李文生**（农业部果品及苗木质量监督检验测试中心（北京）研究员）

大多数水果的果皮，其主要成分是花青素。

为此，我么专门对花青素做了一个实验：用超声波提取花青素，通过紫外风光剂的比色来测定它的含量。

检测结果是，每100克葡萄皮中含有花青素4.41毫克，葡萄肉是0.61毫克；每100克梨皮中含有216.18毫克花青素，梨肉则是16.10毫克。

虽然果皮中的花青素含量远高于果肉。可是专家建议，不要光看这个绝对值，因为就整个水果而言，果皮占的份量太少了，从果皮上吸收的营养也不是特别的多。

花青素的颜色比较深，是水果受光照影响形成的。研究表明，花青素有抗氧化的作用，但是如果是靠水果皮来获得，您得吃多大量的果皮才能够摄取到足够的花青素呢？再说了，

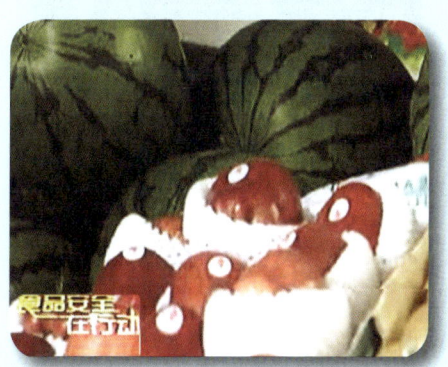

果肉中还有其他多种营养素，如卵白质、脂肪等无机养分，钙、磷、铁、钾等有机养分，这些是果皮里不具备的。

对于是否吃果皮这事不必特别计较，主要还是看自己的爱好，看对果皮的食用习惯。

疑问二：水果连皮吃安全吗？

虽然吃水果各有各的习惯，但大家共同担心的问题是水果皮的农药残留问题。

李文生：水果果园比如说建在离公路比较近的地方，那么可能受到的铅污染会多一些。我们平时在检测中，重金属一般都是合格的，偶尔有超标的也是铅的超标。

不是说吃果皮就有特别大的好处，因为它的农药残留相对果肉也要大一些。但是也要放心，果皮果肉的农药残留基本上都是控制在国家允许的范围之内。

★ **何丽**（中国疾病预防控制中心营养与食品安全所研究员）

例如葡萄，我的经验是把葡萄买回来在流水下，把葡萄摘开，摘成一颗一颗的，蒂不要轻易掰掉，不然容易脏东西渗透进去，最好用温的流动的水冲洗一两遍。不要泡。用盐水去掉农药这个是不太现实的，去掉的只能是病原微生物。

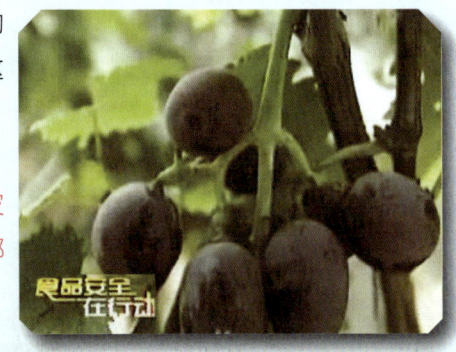

果皮的农药残留应当说是比果肉的要高，果皮有它的营养，但是我们也不要忽视它的农药残留部分。

疑问三：哪些果皮不能吃？

不少消费者用桔子皮泡水喝，那么这种做法是否对人体有益呢？

李文生：对桔子皮我们也分别检测了利吡脲，检测了20个样品，但是果肉部分全部未检出，果皮有12个检测出来了，但是含量极低，虽然果皮的会高于果肉，但是也是安全的。

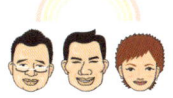

何丽：尽管农药残留在安全值范围内，但依然要提醒大家，桔子皮泡水要谨慎。因为桔子在生长的过程中要喷洒很多杀虫剂或能除虫的农药，那些长在路边的桔子，其果皮还是会受到一定的污染，所以如果不能保证清洗得非常干净的话，不要轻易地用桔子皮泡水喝。

水果和蔬菜一样具有四件宝：维生素、矿物质、膳食纤维和植物化学物质，因为水果皮长在外面接受阳光的照射，有些水果皮是不适宜吃的。

何丽：柿子是很好的一种水果，但是我们也不推荐吃柿子皮，因为柿子成熟以后，柿子里有一种鞣酸，这个鞣酸大多数是在柿子皮中含有，空腹吃了鞣酸以后，鞣酸和蛋白质发生反应，产生一种结石样的物质，对身体特别不好。

除此之外，专家建议，每天最好吃200—400克量的水果，品种可以是多样些！有的人胃不好，可能吃了这些果皮之后会觉得消化不好，会不舒服，而有的人觉得吃了挺好，所以要提醒您，吃水果时，营养与食品安全是要兼顾的，可以根据个人爱好和食物的来源进行分类，如果这水果是绿色、环保、有机的，来源很可靠又是应季的新鲜水果，您可以放心地把皮和肉一块吃下去，如果心里对果皮的卫生情况有疑问，那还是把皮削了吃比较好！

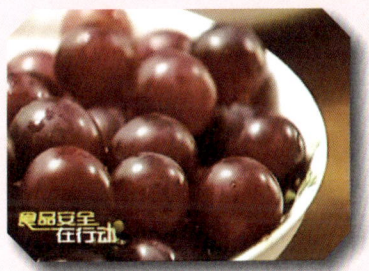
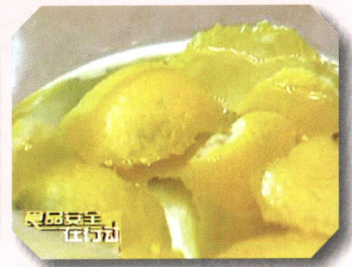

本期精粹

每个人吃水果的习惯不同，有的人喜欢吃皮，有的人是不削皮不吃，专家告诉我们，从总量和多样性来说，果皮的营养还是不及果肉，无论是从营养角度，还是从卫生角度，吃果肉都是更健康的选择，而且如果我们能做到膳食均衡，身体得到的营养就是足够的，根本不必要通过吃果皮来补充。

 吃个明白

这些食用油看得明白吗

主持人：

我们每天做饭炒菜少不了放油，而市场上销售的食用油品牌众多，名目各异。食用油的名字看上去陌生，读起来拗口，新成分层出不穷，其中到底藏有哪些秘密？看得懂的汉字，看不懂的英文，是商家在炒作概念吗？怎样才能做到健康吃油呢？

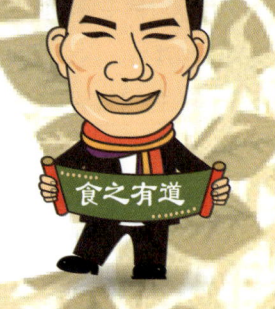

 消费者的疑惑

82岁高龄的言大爷是一位资深的厨艺爱好者，平时就对各种食物的营养搭配很有研究，可最近，言大爷却被一桶食用油搞糊涂了。原因，就是这桶油的外包装上标注了一些他从没听说过的新成分——DHA、EPA、ALA。

被这些新名词搞糊涂的不仅是言大爷一个人，不少消费者都对目前食用油包装上标注的那些新鲜词儿给弄晕了，什么DHA、EPA、ALA、CLA。这些都是"A"字派的！还有油酸、亚油酸、饱合脂肪酸、不饱合脂肪酸，这又是"酸"字派的。再加上欧密伽3、植物甾醇、天然多酚、卵磷脂什么的，别说上了年纪的言大爷，估计头脑灵光的年轻人也未必搞得清楚。网络调查显示，对于什么是DHA、EPA、ALA、CLA，大约70%以上的网友表示不知道，20%表示知道得不多；对于食用油里添加这些东西对人体能起多大的作用，大约95%以上的人认为在没什么用，这只是商家在玩概念。

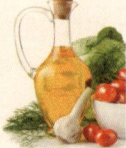

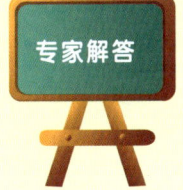 **专家解答**

市场上的一些食用油，名目繁多，招牌各异，都说是关注健康，关注血脂、胆固醇，提高脑动力，那究竟什么样的油才是更健康的油呢？

★ **李可基教授**（北京大学医学部公共卫生学院）

均衡的，才是健康的。现代科学表明，当人摄入的omega-3和omega-6系列的脂肪酸达到一个适合的比例时，也就是1：4到1：6的比例，才会更利于人体健康。

那omega-3、omega-6又是什么呢？它跟那些听不懂的名词有什么关系呢？

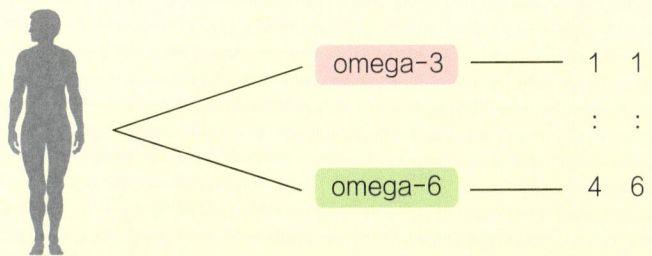

专家：我们日常所吃的食用油中含有大量的脂肪酸。而因为分子结构不同，脂肪酸可分为饱合脂肪酸和不饱合脂肪酸。其中不饱合脂肪酸可再分为单不饱合脂肪酸和多不饱合脂肪酸。而在多不饱合脂肪酸中，能够明显影响人体健康的就是omega-3系列脂肪酸和omega-6系列脂肪酸。

其中，omega-3系列的脂肪酸主要包括有α-亚麻酸（ALA），再就是二十二碳六烯酸简称（DHA）和二十碳五烯酸（EPA）。

原来，ALA、DHA和EPA只不过是omega-3系列中一些脂肪酸的简称。

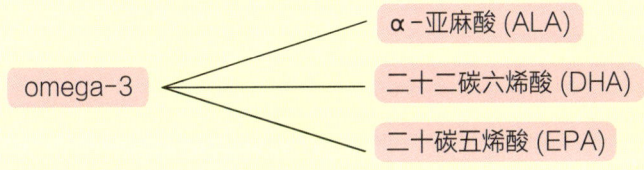

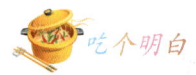

omega-6系列的脂肪酸,其主要成员就是亚油酸。李教授所说的吃油时要注意"两个系列的脂肪酸平衡",主要指的就是α-亚麻酸即ALA和亚油酸的平衡。

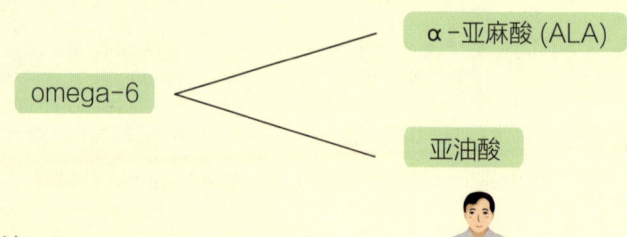

★ **黄国伟**(天津医科大学公共卫生学院院长)

对人体来说,α-亚麻酸(ALA和亚油酸)非常重要,都是人体必需的脂肪酸。

这两种脂肪酸之所以叫必需脂肪酸,是因为人体不能合成,必须通过食物来获取。这两种脂肪酸的获取主要是食用植物油。植物油中这两种脂肪酸的含量都非常丰富。

原来,人体必需的脂肪酸只有两种,一个是属于omega-3系列的α-亚麻酸,即ALA,另一个是属于omega-6系列的亚油酸。而这两种油在我们日常食用的油中都存在着。

专家:日常食用的油已经可以满足我们的身体需要了。虽然同属于omega-3系列的二十二碳六烯酸,也就是DHA和二十碳五烯酸,即EPA,被认为具有软化血管和清理血管垃圾的功能,补充这两种成分是件好事,但这两种成分却可以通过α-亚麻酸即ALA,在体内转化而来。

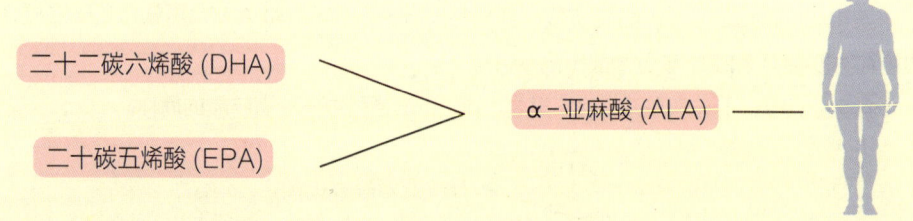

葵花籽油和菜籽油中的α-亚麻酸(或简称ALA)含量较高,而菜籽油中ALA和亚油酸的比例更接近人们所说的健康比例(1:4)。

玉米油、花生油和芝麻油中也有ALA,不过含量较低。

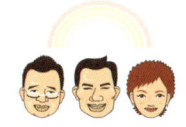

有些产品标签上强调，我国人群对DHA和EPA的摄入不足，那么在食用油里添加这些成份，会有什么效果吗？

★ 谭桂军（天津第一中心医院营养科主任）

2007年中国营养学会推介了中国居民平衡膳食宝塔图，我们看到最上面的塔尖就是油和盐。从这张图上看，我们每天只要求摄入25—30克油。如果在油里边添加了DHA、EPA的话，由于本身对油的限制摄入量就比较低，那么从油里摄入的DHA、EPA的相对量就很非常少，这样对人体的作用也不是非常大。

虽然有些产品中添加的DHA和EPA的总量并不算小，但因为人们每天食用的油量不多，从油里摄入的DHA、EPA相对也会很少，计算下来，无法达到产品标注的建议值。

那么是不是在植物油中加入EPA、DHA，可以降低心血管病的风险呢？

专家：目前还没有研究证实，这只是一种美好的愿望和理论推导。如果按照现在的科学研究推论，要保证效果的话，其实直接吃鱼或者吃鱼油，效果可能更直接，而且量也更有保证。此外，有相当多的研究证明，吃鱼油的摄入方式和摄入量是有保健功效的。

都是多不饱和脂肪酸，omega-3系列的EPA和DHA，其分子结构比omega-6系列的亚油酸稳定性差，它们被加入到食用油中后，受到高温作用会产生氧化反应，产生的过氧化物对人体还有一定危害。

专家：亚油酸叫十八碳二烯酸，碳链上有多个不饱和双键；到了EPA，叫二十二碳五烯酸，含有五个不饱和双键；到了DHA，叫二十二碳六烯酸，含有六个不饱和双键。越长链不饱和双键含的越多，降低血脂的作用可能会更好一些，但这也带来一些问题，即不饱和双键越多，越容易氧化，而氧化就产生一些脂质的过氧化物。生活当中，咱们的老年斑就是过氧化脂质。这种物质实际上就是有一种促进衰老的作用。这个东西到血管上就会对血管造成一定的损伤，导致动脉硬化。实际上，它促进了衰老，对细胞也是个伤害。

原来，DHA\EPA的分子结构并不稳定，它在高温作用下极易氧化，产生的过氧化物反而对身体不利。在一起添加了DHA\EPA的产品上，还有一种叫"抗氧化剂（TBHQ）"的食品添加剂。它能否抑制多不饱和脂肪酸氧化呢？

★ **张泽生**（天津科技大学食品工程与生物技术学院院长）：

这种抗氧化剂不仅不能阻止脂肪酸在高温环境下的氧化，它甚至会首先受到破坏。

抗氧化剂，比如THA、BHA、BHT，其本身在高温条件下就不稳定，会发生分解，也就失去了抗氧化的活性。如果我们在烹调的时候油温过高或者油炸的时候时间过长，这种保护油脂氧化的抗氧化剂本身也会发生分解，会造成这些多不饱和脂肪酸分解，造成酸败。

靠往植物油中加入DHA和EPA，以降低心脑血管疾病的患病风险，效率并不高，那加入CLA又是什么意思呢？

专家：CLA又叫共轭亚油酸，主要含在牛、羊油或奶里边，含量不高，植物油中并不存在。它也是属于多不饱和脂肪酸的一种，但因其结构的特殊，没有划归到omega-3或omega-6的脂肪酸系列中。

CLA应该说是一种特殊功效的成分，可能对控制体重有一定帮助，当然得有一定的条件，所以在食用油中加CLA，想要通过这种办法达到一定的功效还是很难的。

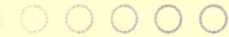

一个并不能单独起到功效的成份，却被大张旗鼓地写在了产品包装的显眼位置，让人一眼看到的是有关健康的宣传。而各个卫生组织、健康机构颁发的证书或者是标志，也会让消费者对产品不自觉的产生信赖感。

那么，像这类商品包装上的独特符号和广告语，对消费购物时会产生什么样的心理影响呢？

★ 韦福祥（天津师范大学管理学院院长）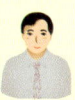

专家：比如说我们对不同的商品名称，包括品牌，会产生不同的联想，这些东西对我们的视觉和心理的冲击是不一样的。随便举例，我们看到深海鱼油，不管哪个牌子的，我们马上想到的就是一种保健品，但是事实上它不是保健品。我们必须把食品和保健品严格地区分开。保健品必须得有批号——健字号，而一般食品是不需要的。所以，这容易给消费者在心理上产生一种误导，认为单纯地通过炒菜、通过吃油可以达到保健的目的。消费者市场是一个完全典型的信息不对称的非专家型购买市场，也就是说食品里加了什么东西我们根本不知道，食用之后有没有用我们也不知道，而且还可能会产生一定的误导作用，因为这些东西消费者都没有办法去证实。一般宣传上出现的"美国医学研究院某某建议师"、"新导体"之类的话，我觉得太模糊，普通消费者根本没有办法去理解，这就是一种营销手段、一种概念的炒作。

本期精粹

想要健康地吃油很简单，首先要控制吃油的总量，每天25—30克就够了。因为摄入的总量少，所以如果身体需要特殊的营养成分，我们可以用其他更直接的方式补充，从油里补充这些营养的效率很低。此外，因为各种油里的各种脂肪酸含量各有侧重，比如：花生油、葵花籽油、玉米油、大豆油中，omega-6系列的多不饱和脂肪酸较高；亚麻籽油和紫苏籽油中的omega-3系列多不饱和脂肪酸较高；橄榄油、山茶油中单不饱和脂肪酸含量较高。所以，如果非要谈到脂肪酸平衡的话，可以把这三类的油搭配着吃。

其实，要想吃得健康，您记住两句话就行了：第一，控制总量；第二，注意搭配。至于那些商业性的宣传，您姑且一听就行了，千万别脑迷其中。

 吃个明白

嫩肉粉是什么

主持人：市场热销，商家青睐，嫩肉粉凭借什么法宝而走红？用它做菜，到底是好处多，还是坏处多？它又会对人们的健康带来怎样的影响？

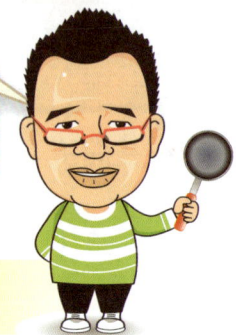

实验直击

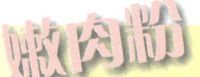究竟是什么成分？

让我们先来做个实验。人们常用淀粉或者蛋清使肉变得更嫩一些，更有滋味一些，那么下面的试验就是用嫩肉粉、蛋清和淀粉，分别腌肉，看看它们分别在外观和口感上有什么不同。

准备两种肉，黄牛肉和鸡肉。首先，我们先把牛肉和鸡肉分别用嫩肉粉、蛋清和淀粉抓好，过二十分钟后，我们来看一下三种肉的变化，用嫩肉粉腌制的肉片好像变得比较松散，肉块好像也变得小了些；用蛋清腌制的肉片，色泽亮丽肉质显得很新鲜；用淀粉腌制的肉片，从外观看肉质变得干涩，没有太多的水分。接下来，把牛肉入锅翻炒，鸡肉下锅炸。从表面上看，用嫩肉粉腌过的牛肉看起来细碎一些，用淀粉腌过的牛肉炒过后像有一层膜，不是很亮；可用蛋清腌制过的肉炒出来却是亮晶晶的，很漂亮。相比之下，炸鸡这道菜的表面差异就不明显了，也许是油炸过的原因，三盘炸鸡看起来差不多。

外观如此，口感会有什么不同呢？经过多人品尝，结论是——无论是牛肉还是鸡排，用蛋清加工过的肉柔滑爽嫩；用淀粉抓过的肉，做出来要硬一些；而用嫩肉粉加工的肉吃起来是碎碎的感觉，失去了肉的筋道。

专家解答：

嫩肉粉真的很厉害，居然让人们感觉不出肉的味道和韧劲，那嫩肉粉究竟是什么成分构成的？它为什么会让肉变得如此娇嫩？它会对肉的营养造成什么破坏吗？

★ 李兴民：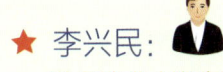

(中国农业大学食品与营养工程学院，肉类品质评价和肉类风味研究的专家)

专家：现在市场销售的嫩肉粉或松肉粉，主要有两种形式：一种是以淀粉、食盐为主再添加植物蛋白，现在主要成分是木瓜蛋白酶或者是生物酶，而这种酶起到了主要作用。木瓜蛋白酶是从木瓜中提取的或者加工制得的一种酶，主要是分解肉中的一些蛋白质，使肉的结构破坏，把筋腱等一定程度地进行分解，使肉变嫩。

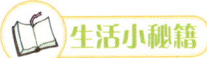

究竟要选什么样的嫩肉粉

不同的嫩肉粉，价格也都不同，甚至悬殊很大，它们的品质有什么差异吗？究竟如何挑选呢？到底对我们的身体有没有危害呢？

通过对几种不同价格的嫩肉粉进行的检测，都检测出来有亚硝酸盐的残留。亚硝酸盐是一种防腐剂，主要用于对肉类防腐，是防腐剂中毒性最大的一种，稍有过量就会导致中毒。目前国家标准明确规定，熟肉制品中亚硝酸盐的含量不得超过30毫克/公斤。不过，这几种嫩肉粉及松肉粉中，亚硝酸盐的含量最高的是每公斤4.2815毫克，最低为每公斤0.8829毫克，远远低于熟肉制品中要求的亚硝酸盐的含量。所以，从安全上来讲，问题并不是很大。

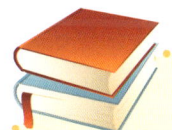

本期精粹

"嫩"这个字，对应的是"老"。过去由于物质条件的限制，人们不舍得吃那些年轻力壮的牛，只有养了很多年的老残牛才会用来吃，这些牛的肉都比较老，也许煮了几个小时还是煮不烂，加了嫩肉粉这样的东西，就会变得嫩些、好做些、好吃些。现在我们吃的肉原本就已经很嫩了，所以根本不需要嫩肉粉，照样可以做出美味佳肴。

喝个清楚

一天该喝多少水

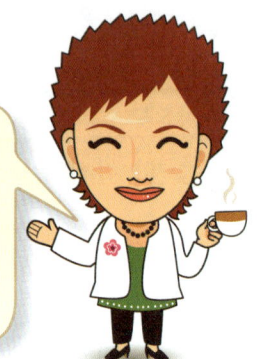

主持人：
喝水是人们生活当中必不可缺的事情。不过，一天究竟要喝多少水？6杯？8杯？怎么喝水呢？大口喝？小口饮？这，恐怕就各有各的看法了。

 生活误区

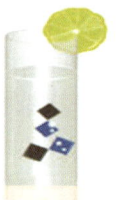

  小喆在一家公司工作，是标准的上班族，除了上下班需要乘坐公交车之外，她一天的活动量很少，基本上就是呆在有空调的办公室里。她听到一种说法：一个人每天要喝8杯水，不仅能满足自己的健康需要，还能有助美容。所以她每天喝四瓶水。每天早晨起来小喆的第一件事就是喝一大杯水，还喜欢往水里放些咸盐，她认为这样可以给肠道杀菌排毒。王大爷已经退休8年了，他非常喜欢运动，每天都会在健身房泡四个多小时，让自己把汗出透，那感觉舒服极了！考虑到自己的运动习惯，王大爷选择每天喝6瓶水。王大爷有这样一个习惯，刚运动完不喝水，歇几分钟后一口气猛喝点水。按每杯200毫升计算，小喆选择一天喝8杯水，王大爷的选择是一天喝12杯水。
  他们喝水的量有利健康吗？喝水的习惯正确吗？

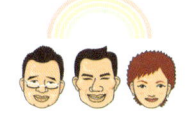

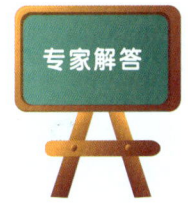

北京大学公共卫生学院 ★ 李可基教授

▶ 1. 喝水对身体有什么用？每天要喝8杯水这种说法科学吗？

专家：因为人体中的水实际上是固定的，但是我们每天要排泄、出汗，要丢失很多水，喝水就是要把这些水补充进去，保证平衡，让体内的水基本维持不变。从这个道理上看，无论什么人都喝8杯水显然不科学。

▶ 2. 如何判断人体是否缺水？

专家：想比较科学地测定人体内是否缺水、缺多少水，是一个很复杂的过程，看尿液颜色和尿量的变化，是日常生活中常用的一个简单办法。运动或工作一段时间后，尿量的颜色浅，说明体内的水比较平衡，颜色越深，说明体内缺水程度也越深。还有一种方法来判断是否缺水、缺多少水，那就是称体重，体重变化通常可以用来计算汗的丢失量。

▶ 3. 一般我们每天大概需要多少水？

专家：一个体重60kg的成年人，如果不考虑极端气候造成大量出汗这种气候条件，我们一天通常需要1200ml左右的水，也就是6杯水，但是如果出汗多，这点水就不够了，通常还要补充出汗量1.5倍的水。

▶ 4. 口渴时大量快速喝水，这样对吗？

专家：这是错误的。可怕的是，如果在短时间内喝进大量的水，可能会非常危险，严重时还会危及生命。口渴时猛灌水并不能让身体充分吸收水分，最好是一小口接一小口从容不迫地细细品尝。

▶ 5. 运动后应当如何补水？

专家：运动后要想补足水分，需要持续几个小时慢慢饮水。还有就是可以喝些特殊用途的水。大量出汗后，可以适当的补充淡盐水，既可以补充一部分水分，还可以锁住体内的部分水分不流失。

6. 早晨起来喝盐水的习惯好吗？

首都医科大学附属北京友谊医院肾病科 ★ 刘文虎主任

专家：有很多研究事实证实，每天盐的摄入量过大的话，长期下去高血压的发生率会提高，心室容易肥厚。如果每天早晨都喝一杯盐水的话，时间长了，一定会引起高血压。如果本身心肾功能不是很好，盐分摄入多还会有更严重的危害。

7. 口渴的时候才应该喝水吗？

专家：人的脑部有一个口渴中枢，当身体缺水时，会产生口渴感。不过，在这个信号出现的时候，身体的缺水情况已经比较严重了，所以，补水最好是分布在一天的多个时间段。同时，过量饮水，会对身体有不利影响。一个正常人，每天肾脏能滤过的血液大概是180升，健康人体的肾脏很强大，正常情况下，多喝的水还是会排出的，正常人没必要强迫自己喝到某个量，如果感觉喝饱了，那就是身体发出了信号——别喝啦，身体已经不渴了！

8. 水分只有靠喝才能补充吗？

专家：日常生活中，补水的途径有多种，人体水分总摄入量的大约80%来自饮水和饮料，另外20%来自食物。体力劳动和炎热的气候还可能增加身体对水的需求量。正确的方法是根据出汗量来调整饮水量，像小喆女士在电脑前工作，期间没有出汗，就可以少喝些水，不必强求一定要喝到7杯、8杯；而王大爷那样运动量大的人，应适当多喝些水，或喝一些淡盐水，而且绝对不能一下子猛喝。

本期精粹

喝水事小学问大。喝水要根据自己的具体情况来进行，不要强求多喝。运动后可以喝淡盐水，但不要一口气猛灌。平时喝水不要加盐，以免引起高血压。喝水要少量多次，不要一定等到渴了再喝，这些您都记住了吗？

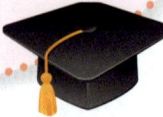

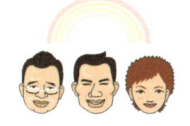

夏日啤酒怎么喝

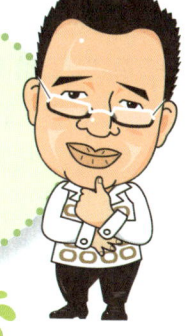

主持人：

炎炎夏日，什么饮品最受欢迎？不用多问，选择啤酒的朋友最多，为什么要选择啤酒呢？大多数人都是为了解渴，也有人说啤酒和绿豆汤一样能解暑。啤酒真的能不负众望吗？什么样的人不适合喝啤酒？怎样喝啤酒才健康？

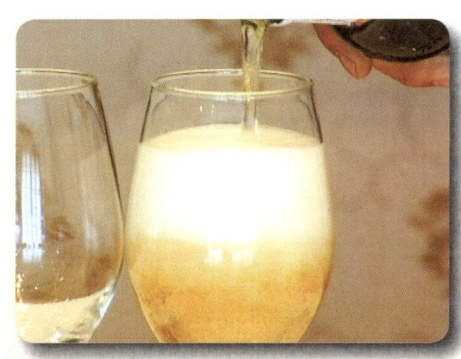

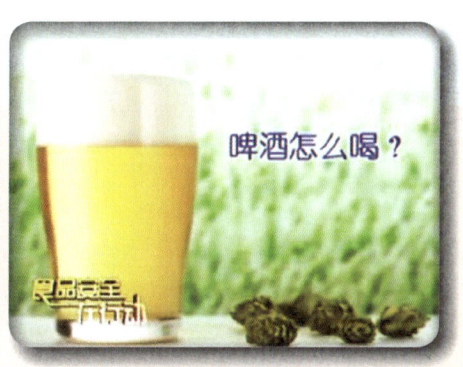

🚫 生活误区

超市里买啤酒的，大都说是为了解渴。记者来到一家火锅店，了解了一下大家对啤酒的认识。大部分人都说，这大夏天的，没有比啤酒更解渴的了，喝点啤酒真是太爽了。还有人认为，啤酒能够解暑，尤其是冰镇啤酒，天热的时候喝下去别提多过瘾了。也有人认为啤酒很有营养，号称液体面包。这些说法都正确吗？请听专家解答。

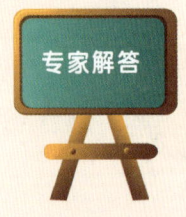

北京协和医院营养科 ★ 李宁医生

1. 啤酒解渴吗？

专家：啤酒不能作为一种解渴的饮料。市场上的啤酒分为高醇、低醇和无醇啤酒，酒精度不超过0.5%都可以叫做无醇啤酒。目前市场上的啤酒都有3%—5%的酒精含量，不管是低醇还是高醇啤酒，一旦酒精进入人体后，人体都需要大量的水进入血液来稀释酒精，进行新陈代谢。酒精代谢也是产生能量的，一克酒精要产生7千卡的能量，比碳水化合物和蛋白质都高，比脂肪稍微低一点。那么这样的话，喝到身体里之后啤酒还要产生一些热量，所以它并不具有清凉解渴的作用。渴，就是人体内缺少水分，喝啤酒后，啤酒酒精溶于血液，会使血液的浓度增加，迫使血管里的血液从血管外组织吸收水分，以稀释血液，会引起口干。同时酒精还会刺激肾脏，加速代谢和排尿，使身体流失水分，让口渴、出汗更厉害。

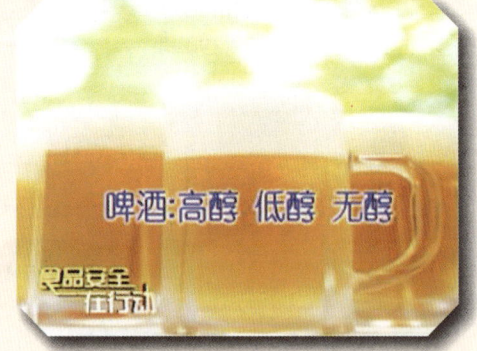

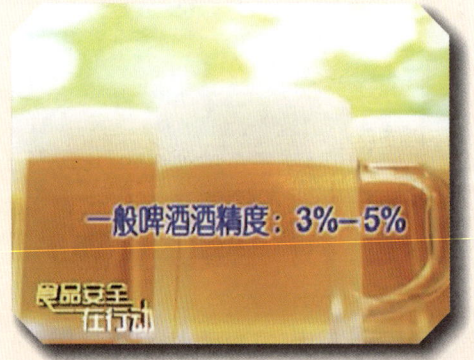

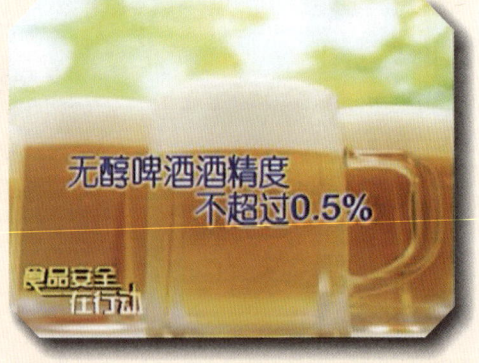

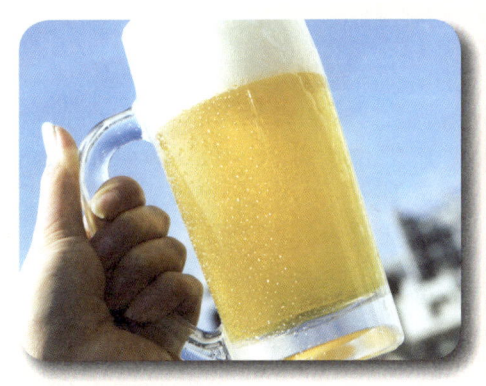 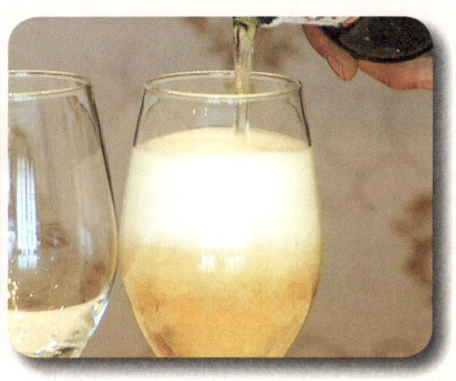

2．为什么很多人觉得喝入啤酒后身体会马上感觉清凉呢？

专家：因为凉啤酒喝下去以后和我们体温之间有一个瞬间的温度对抗，这样可以帮助我们在瞬间降低体温，但是实际上啤酒经过代谢以后反而会产生热量，所以随后就不会有清凉的感觉。一般男性喝啤酒较多，如果不注意锻炼，热量堆积成脂肪，就会形成啤酒肚。

3．啤酒应该怎么喝呢？每天喝多少合适呢？

专家：这主要看人体对酒精的耐受力，有新陈代谢疾病的人不能喝酒，健康人每天喝多少啤酒也有一定限制。如果是一个正常的健康的成年人，那么一般来说，每天酒精的摄入量不超过25克是相对来说比较安全的。除了控制饮用量，喝啤酒的时候可以搭配一些有营养的食物，比如瘦肉、蔬菜，但海鲜和熏蒸类的食物不要和啤酒一起吃。高血压、痛风患者，千万不能喝啤酒。另外，从肠胃吸收的角度上考虑，饮用摄氏8—15度的啤酒比较适宜，这样也不会损失啤酒的口感。

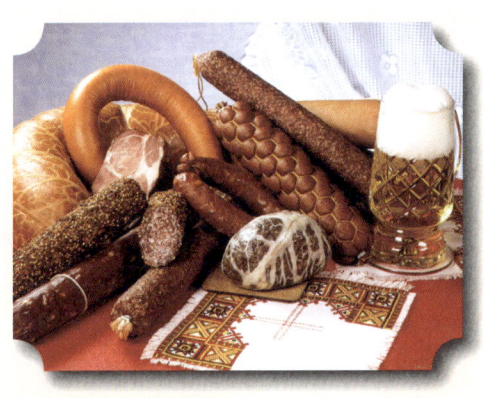

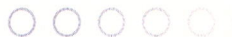

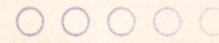

4. 啤酒可以称为液体面包吗?

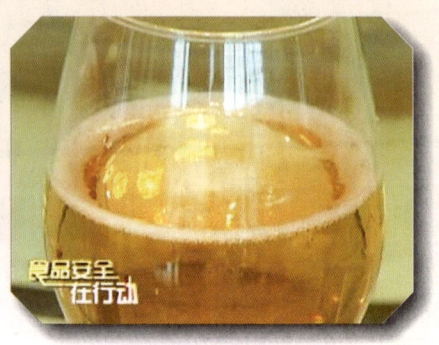

专家：很多资料都这样说，啤酒的原料是大麦、酒花、糖等，被称为液体面包，营养价值丰富，多喝点对身体有益处。但事实上，一般的面包平均蛋白质含量是9%左右，而啤酒的蛋白质含量是0.4%左右。如果一个面包按2两算，也就是说100克面包，含有9克的蛋白质。那么我们应该喝六、七瓶啤酒，才能够达到这个9克蛋白质。但是这样的话，显然对于我们的健康来说是不利的。

5. 啤酒能解暑吗?

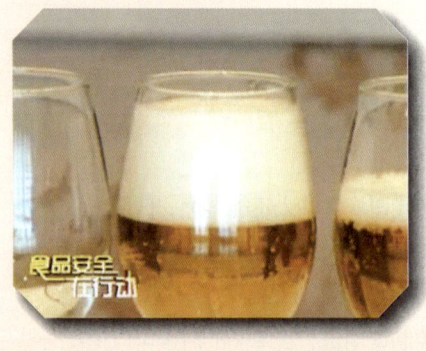

专家：从中医角度讲，中暑是一种状态，表现为乏力、头晕、大汗淋漓。而啤酒性温，自然解不了暑。如果喝啤酒过量，还会损伤人体脾胃的阳气，造成脾胃不和，导致腹痛、拉肚子。另外，从中医上讲，啤酒有开胃和利尿的功效，并没有改善睡眠的作用。要解暑热之邪，平时可喝些绿茶或葛根水，暑热严重可喝些藿香正气水。

本期精粹

说起来，这啤酒就是一种含有酒精的饮品，它有利尿的作用，有助于促进血液循环。适当喝啤酒，可以缓解压力，它里面还含有B族维生素，我们可以适量喝啤酒补充维生素B。不过，凡事都有个度，为了咱们的身体健康，科学喝啤酒才是正确选择。

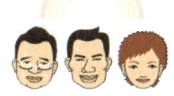

特殊饮料如何选

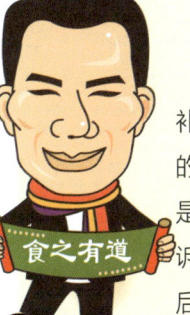

主持人：

在超市的货架上，维生素饮料、营养素饮料、电解质补充饮料等，让人们看得眼花缭乱。记者发现，这些饮料的价格普遍偏高，有的甚至比一般饮料贵出3、4倍。但是，超市的销售人员告诉记者，进入夏天以后，更多的消费者会选择那些宣称能够快速补充营养和水分的饮料，而非一般的饮料。你补维生素，我补电解质，价格虽高，照样热销。所谓功能性饮料到底有何独特之处？添加了营养素的饮料，人人都能喝吗？

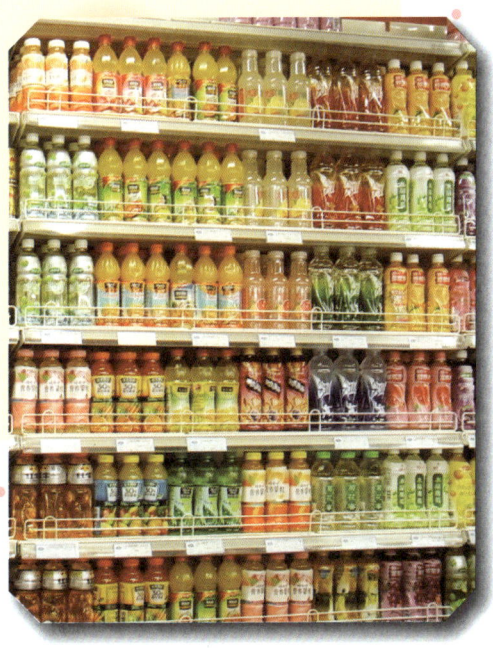

 生活误区

　　记者在超市进行了调查，采访中记者了解到，一些消费者选择这些不是水、不是碳酸饮料、不是乳饮料的饮料，目的大凡有这样几个：一是补充能量，例如在运动后、体力劳动后很多人就喜欢喝上一瓶；二是补充营养物质，不少人表示，这些饮料的配料里都写有各种矿

喝个清楚

物质啊、电解质啊、维生素啊之类的，肯定是很有营养的饮品；三是快速补水。还有很多消费者认为功能饮料能振奋精神、提高免疫力等等。这些饮料真的具有这样的功能吗？消费者选择这类饮料的依据又是什么呢？

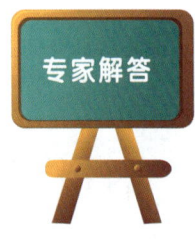 **1. 什么是功能性饮料？**

北京大学公共卫生学院 ★ 李可基教授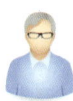

专家： 国家标准分类里面没有功能饮料。因此，功能饮料主要是一种营销的概念。按照我国《饮料通则》的标准，饮料分为十一大类，包括碳酸饮料、果汁和蔬菜汁、蛋白饮料、包装饮用水、茶饮料、咖啡饮料、植物饮料、风味饮料、特殊用途饮料、固体饮料和其他饮料。这十一大类中，并没有功能性饮料的说法。消费者习惯认为的运动饮料、维生素饮料等，应该属于特殊用途饮料。而在《饮料通则》中，特殊用途饮料又分为运动饮料、营养素饮料和其他特殊用途饮料。

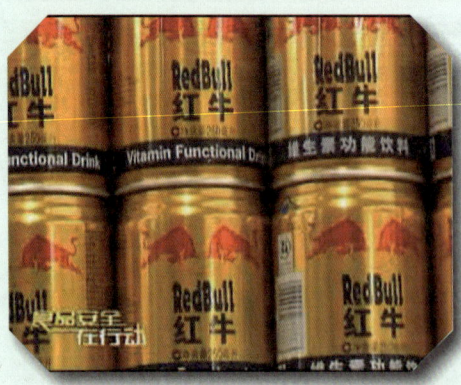

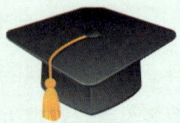

112

2. 什么是"其他特殊用途饮料"呢?

专家:其他特殊用途饮料是一个开放的分类,随着市场的变化以及科学的进步可能会出现一些别的类型的饮料,比如针对一些特殊人群如老年人、儿童等的特殊饮料,于是就在分类中保留了这样一个空间。

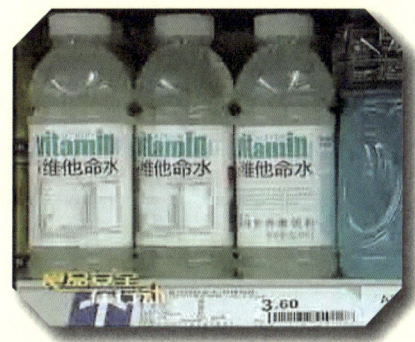

3. 运动饮料能够快速补充营养吗?

专家:运动饮料通常有这样几个特点,一是补水,二是补能量,三是补盐。它主要是针对运动的特点而设计的,汗出多了以后会影响体内的电解质平衡、水平衡等等,因此运动饮料能够给运动员快速地补充水以及汗液当中丢失的钠盐,还有其他一些少量的电解质。其次,运动当中大量消耗能量,运动饮料通常还会增加一些快速吸收的糖分,可以补充运动当中需要的能量。之所以称它们为特殊用途饮料,是因为这些饮料多是针对某一特定人群设计的,有某种特殊的功能,而一般饮料主要是从口味上进行区分的。但是,作为饮料,它的营养物质的含量毕竟有限,想依靠这些成分达到强身健体的目的,那就很难很难了。

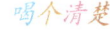 喝个清楚

4．功能饮料含维生素很多吗？

天津第三医院营养科 ★ 陈亚军医生

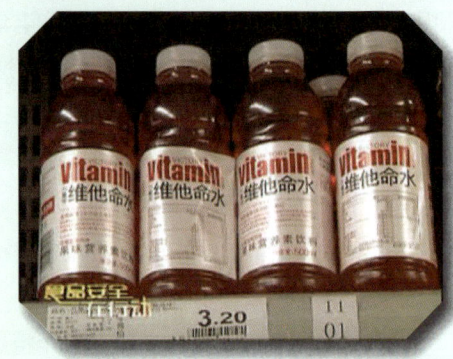

专家：不一定，有一些饮料大家从感官上看含维生素比较多。其实关注一下它的标签就可以发现里面具体的成分，可能只是加了一些色素而已，例如柠檬黄，因此它所含的维生素可能并不像想象中的那么多。

5．所有人都可以喝特殊饮料吗？

北京大学公共卫生学院 ★ 李可基教授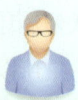

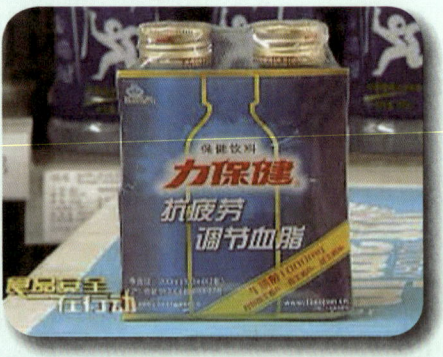

专家：不是。有些特殊用途饮料含糖量高，或含有氨基酸、咖啡因等成分，有些消费者是不适合饮用这种饮料的。比如说有一些叫做高能饮料，还有一些带保健品批号的所谓能量饮料，它的保健功能叫做缓解体力疲劳。有些这类产品含咖啡因，那么对咖啡因过敏的人就不一定适合饮用。未成年的青少年通常也不鼓励喝这种含有咖啡因的饮料。

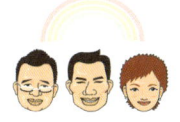

6. 特殊饮料是无糖的吗？

专家：特殊用途饮料并非无糖饮料，长期大量饮用同样会造成过多热量在体内聚集，不能减肥，反而可能有增肥的效果。而且，饮料中的糖在营养学上被称为添加糖，除了热量不能提供任何其他营养，经常饮用会加大人体肾脏的负担。此外很多运动饮料中都添加了矿物质，如钠、钾等，过量饮用会对高血压、心脏病等疾病的患者产生不良影响。而且，人体健康的基础是摄入的营养在体内形成平衡，如果这种平衡被打破了，就可能引发疾病。

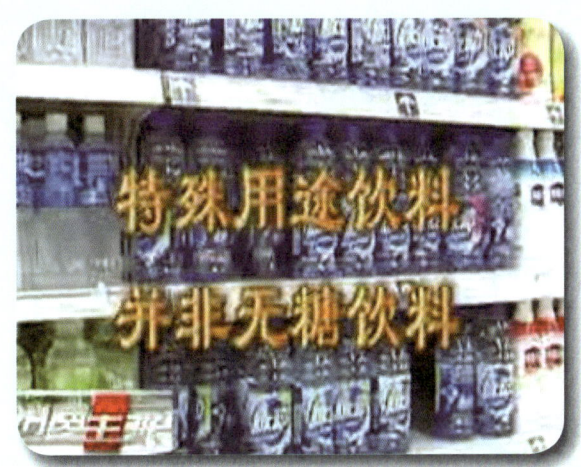

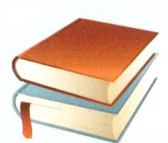

本期精粹

专家告诉我们，不管是喝水还是喝饮料，基本的出发点都是为了补水，从医学角度来看，任何饮料都不能替代水，至于饮料中添加的成分，也不一定是人体必需的。商品的丰富让我们有了更多选择，对某些口味的偏爱让我们宁肯多花钱，也要去选择自己中意的饮料。喝，没关系，但是前提是要选对，不考虑自己的身体状况，一味迷信饮料，可能会给健康带来负面的影响。

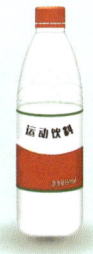

喝个清楚

益生菌益在哪里

主持人：

这几年，"益生菌"这个词是铺天盖地闯进了人们的视野，在酸奶或乳酸菌饮料中，不乏这个菌那个菌的身影。广告里喝了益生菌酸奶或饮料的人不论男女老少个个都是面色红润、肠道畅通、一身轻松。买酸奶，你选哪一种？"菌团大战"白热化，此"菌"彼"菌"到底谁更高一筹？微观世界千差万别，专家会带来怎样的结论呢？

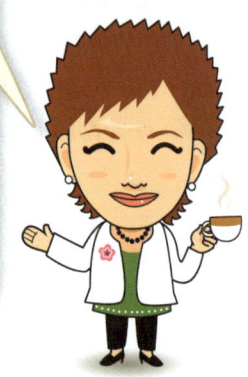

🚫 **生活误区**

如今生活条件改善了，很多朋友开始追求吃的有营养有品质。就拿酸奶来说吧，市面上各种各样的益生菌、乳酸菌酸奶真是花样繁多。然而，益生菌到底是什么、有什么作用，大家就都说不上来了。很多人认为益生菌就是助消化的。也有人认为益生菌名字越长种类越多就越健康。到底益生菌益在哪里呢？请听专家解答。

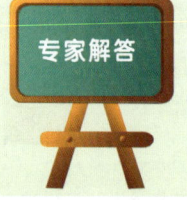 **专家解答** 中国食品科学技术学会乳酸菌分会理事长

★ **何国庆**

▶ **1. 什么是益生菌？**

专家： 对人体起到有益作用的菌统称为益生菌。

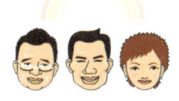

2. 常见的酸奶包装上的那些字母都是代表什么菌呢?

专家：先说说LABS菌。LABS益生菌群包含四种益生菌，L代表保加利亚乳杆菌，A代表嗜酸乳杆菌，B代表双歧杆菌，S代表嗜热链球菌。至于E＋益生菌，称呼虽然变了，但所含的益生菌的种类和LABS是一样的，同样含有保加利亚乳杆菌、嗜酸乳杆菌、双歧杆菌、嗜热链球菌。而BB菌指的是BB-12益生菌，也就是动物双歧杆菌乳亚种。PRO-ABB代表的是几种益生菌的组合，它包含嗜酸乳杆菌、乳双歧杆菌和长双歧杆菌三种益生菌。很多人熟知的养乐多菌大名叫做干酪乳杆菌。

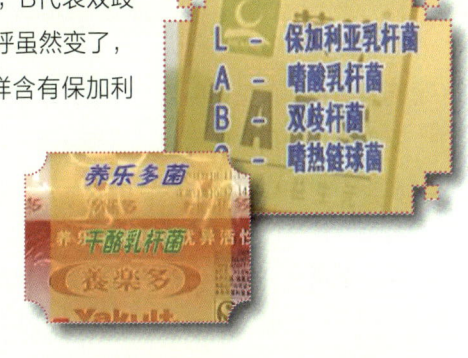

3. 益生菌对人体有些哪些作用?

专家：不同的菌有不同的作用。首先，益生菌可以调节肠道微生物菌群。一些病症，尤其是拉肚子肚子胀，往往都是肠道微生物菌群混乱。把益生菌吃进去以后可以重建肠道微生物菌群的平衡，这是非常重要的。

4. 从配方上看，普通酸奶里含有嗜热链球菌、保加利亚乳杆菌，而益生菌酸奶一般是在普通酸奶的基础上再多加入几种菌，以双歧杆菌和嗜酸乳杆菌比较常见。难道少了几种菌，普通酸奶就不具备益生菌酸奶调节肠道的作用了吗?

中国食品发酵工业研究院中国工业微生物菌种保藏中心 ★ 李金霞

专家：普通酸奶所用的嗜热链球菌、保加利亚乳杆菌这两种菌肯定是益生菌，因为它也在卫生部发布的可用于保健食品生产的益生菌名单里面，益生菌酸奶是在这两种菌的基础上又添加了一些别的益生菌，比如说双歧杆菌和嗜酸乳杆菌等等，因此它的益生菌种类更多，益生菌酸奶在调节肠道的作用方面会更强大一些，是普通酸奶的加强版。

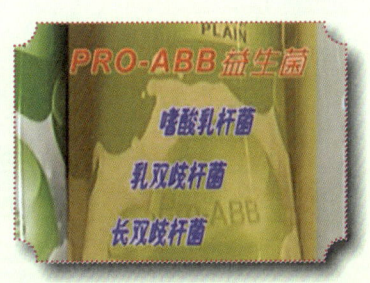

5. 人体为什么一定要通过喝益生菌酸奶或饮料来补充益生菌呢？难道我们身体里面没有这些有益菌吗？

中国食品科学技术学会乳酸菌分会理事长 ★ 何国庆

专家：有一些益生菌是人体里面本来就有的；有些是在婴儿时期有的，成年以后或年纪大了就没有了，比方说双歧杆菌，在婴儿时期双歧杆菌含量是比较高的，随着年龄的增大双歧杆菌逐渐减少，甚至有的时候检测不出来。但像乳酸菌，肠道里面有，但有时候由于环境变化、疲劳、压力大，肠道环境发生改变，这

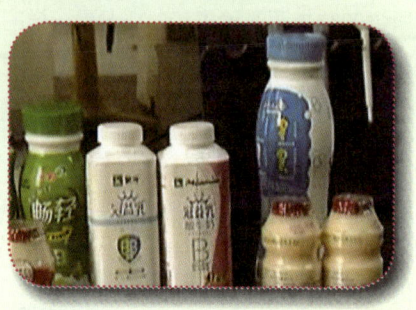

些菌的数量就可能变少，这样一来就会对肠道健康发生影响。这时候补充一些益生菌，对肠道菌群的调整以及身体健康是有好处的。益生菌虽然对身体有益，但如果肠胃没问题，也不一定非要饮用益生菌酸奶或饮料。如果肠胃有一些问题，想通过益生菌酸奶或饮料来进行有效地调节或改善，那就要看你摄取的益生菌的量够不够了。

6. 国家对益生菌酸奶里面的活菌数在出厂时是否有标准？

专家：对于益生菌酸奶或者是乳酸菌饮料而言，我们现在的标准是每克或每毫升活菌数不少于10的6次方。

7. 酸奶包装上标注的益生菌含量指的是出厂时的含量，但是经过运输和销售，等消费者拿到手里的时候，大多数离出厂时间已经过去了好几天，这些益生菌会不会已经损失很多了呢？

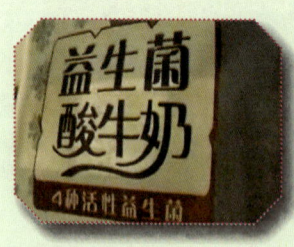

专家：在货架期我们要求益生菌数达到10的6次方，很多企业的质量是可以达到的，而经销的商家往往没有达到冷藏的条件，很多超市经常晚上关电，有的商家甚至平时就把酸奶放在普通的仓库里面，卖的时候才放在冰柜里。温度超过10度益生菌的存活就会受到比较大的影响。

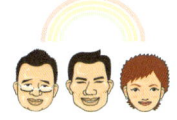

五分钟营养达人

自制酸奶

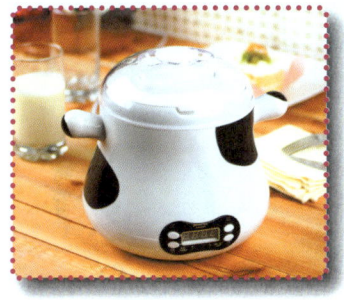

原料是鲜牛奶和益生菌发酵剂,一袋485毫升的奶用半袋发酵剂就够了。把鲜牛奶放进酸奶机,然后再把半袋发酵剂放进去一起搅拌,大约搅拌1——2分钟,等发酵剂完全溶解在牛奶里就可以了。喜欢喝甜味酸奶的可以把冰糖放进去一起搅拌。酸奶要在酸奶机里发酵8个小时。最好在冰箱里再放上12——24小时,让它再后熟一下。温度一低,益生菌的繁殖就没那么快了,酸奶就不会太酸。另外,酸奶发酵出来以后,吃的时候口感单一,等它后熟一下之后,酸奶就会又香又好喝了。

本期精粹

益生菌酸奶里所含的益生菌和普通酸奶里的益生菌比起来,性能应该算是益生菌里面的优等生,但普通酸奶和益生菌酸奶同样具有调节肠道的作用。不过,酸奶最本真的面目是食品,我们喝它,主要是为了吸收它的营养,获取蛋白质、能量、钙等,买酸奶时,这些营养指标是最应该看重的,说起调节肠道功能,酸奶的调节作用无法和药物相比,如果真是肠道有问题,不可把希望完全寄托在酸奶上。无论是哪种酸奶,购买时都要注意出厂时间,越新鲜的益生菌活力越强。您记住了吗?

老酸奶"老"在哪儿

主持人：

走进超市的乳制品售货区，迎面的大冰柜里摆满了各式各样的酸奶，在这一大堆包装得花花绿绿的酸奶里，有一种酸奶显得格外惹眼，它不同于别的酸奶采用瓶装、盒装、袋装，而是用碗装，而且在碗身上要么是"青花瓷"的纹样、要么是民俗画，透着那么一股传统文化的韵味，这就是现在乳制品市场上异军突起的老酸奶。老酸奶，老在什么地方？是年头久有历史？还是制作工艺久、发酵时间长？

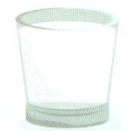

生活误区

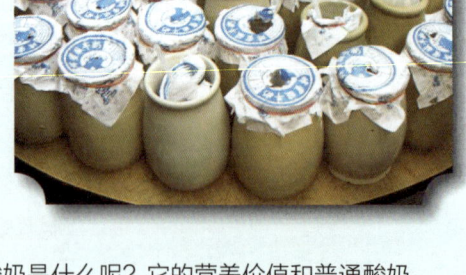

很多人爱喝老酸奶，但关于老酸奶的误区还真不少。很多人认为老酸奶肯定比普通酸奶营养价值高，越粘稠的老酸奶喝下去就越健康；还有人认为老酸奶是发酵时间长的酸奶，发酵时间越长越粘稠；但也有人认为老酸奶就是粘稠的普通酸奶，是加了很多能让奶凝固的东西才变成这样的，喝了对身体不好。究竟老酸奶是什么呢？它的营养价值和普通酸奶有什么区别呢？

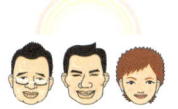

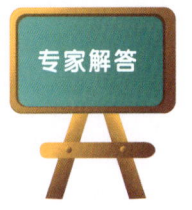

农业大学食品学院 ★ 罗永康教授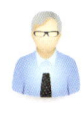

1. 老酸奶老在哪儿？

专家：老酸奶是指用"老"的传统工艺加工而成的酸奶。牛奶先经过杀菌处理，加入发酵剂以后，转到容器里面发酵，之后冷藏。发酵好了以后保持原来凝固型状态的就是现在的老酸奶。老酸奶和从前的瓷瓶酸奶是一样的生产流程，它和普通酸奶最大的区别就是老酸奶是先分成小杯装再发酵，加工完依然保持原状，称为凝固型酸奶；而普通酸奶是先发酵后再分装成小杯，在分装的过程中原本凝固的酸奶变稀，称为搅拌型酸奶。

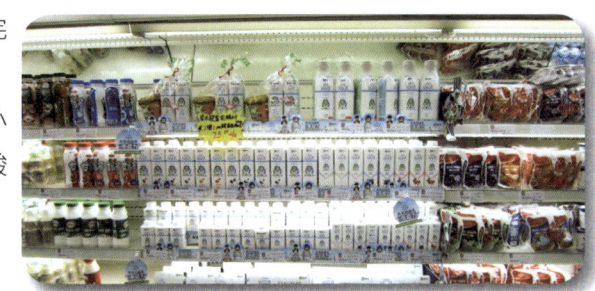

2. 分装和发酵顺序的不同，会导致两种酸奶在营养成分上也有差异吗？

专家：老酸奶和普通酸奶在营养成分上没有本质上的区别，都是以鲜牛奶为原料，加了一定的调味剂，经过乳酸菌发酵而成，它们的营养成分含量如脂肪、非脂乳固体以及所含乳酸菌的种类没有本质上的差别，只是形态上有些差别，一个是搅拌型的而另一个是凝固型的。

3. 老酸奶的浓稠和增稠剂有关系吗？是只有老酸奶才放增稠剂还是所有的酸奶都放增稠剂呢？

专家：不管是普通酸奶还是老酸奶都添加了增稠剂，而且种类数量都差不多。

4．酸奶为什么要加增稠剂？

专家：老酸奶和普通酸奶都加了增稠剂，如明胶等胶类物质，主要目的是一方面可以使酸奶增稠，看起来浓度更高一点，另一方面是防止乳清蛋白浸出。酸奶放置时间长了以后表面上有液体渗出，这就是乳清，加了增稠剂以后可以防止或延缓乳清的浸出。

5．一些消费者之所以认为老酸奶好喝，是因为老酸奶比一般酸奶浓稠、口感好，酸奶，是越浓稠越好吗？

专家：现在消费者因为不是十分了解工艺流程，往往认为酸奶越稠越好，凝固之后越硬越好。在这种情况下，有些企业，尤其是山寨企业为了让消费者更容易接受其产品，会加更多的增稠剂。实际上从营养角度来说，加了这些增稠剂，对消费者的身体健康也没多大好处。

6．酸奶最大的营养价值在于什么？

专家：买酸奶首先看蛋白质含量，更重要的是看它的活性。乳酸菌含量大、乳酸菌活力程度高的酸奶活性就要好一些。酸奶的一个主要作用就是调节人的肠道菌群。越新鲜的酸奶，所含的乳酸菌就越多，喝下去后，经过胃到达肠道的有益菌也就越多，对人体起到的调节作用相对就越大。所以喝酸奶一定要看清出厂日期，越近越好。

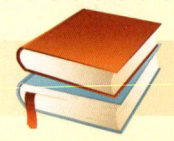

本期精粹

老酸奶和普通酸奶只有工艺上的不同，营养价值没有本质区别。酸奶不是越粘稠越好，而是要看其中的蛋白质含量和乳酸菌活性。买酸奶一定要买新鲜。您记住了吗？

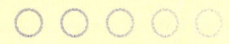

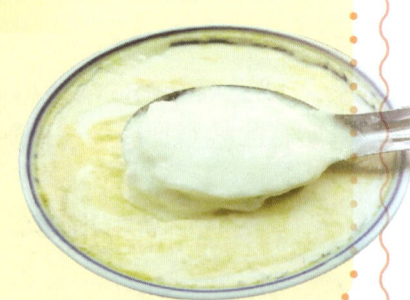

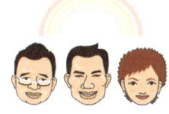
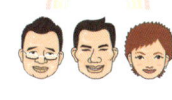

小凉茶大学问

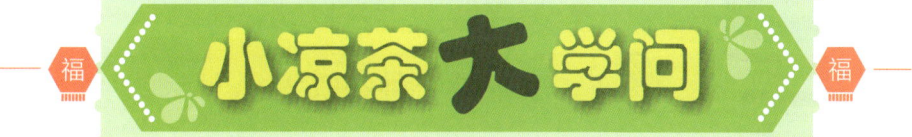

主持人：

炎炎夏日，心烦气躁，一杯凉茶解暑气；消暑去湿，神清气爽，凉茶究竟是茶还是药？专家揭秘，对症喝凉茶，学问有多少？

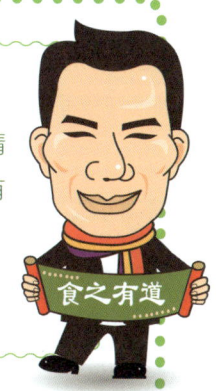

 生活误区

蒙婷是广西柳州电视台的记者，这天她要加班熬夜赶制节目。因为担心自己会上火，蒙婷就特意买了不少的凉茶饮料带到了单位。一宿之后，蒙婷买来的凉茶饮料全部都喝完了，可奇怪的是她的火气却莫名其妙的越来越大了。蒙婷越琢磨越觉得奇怪，自己这一宿明明是喝了不少的凉茶饮料，这些饮料不是应该具有祛火的功效么？可怎么到了自己这就不管用了呢？而且，有时候上火喝凉茶好像有效，有时候喝同样配方的凉茶却一点作用都不起了，这又是为什么呢？究竟凉茶是什么？应该怎样喝呢？

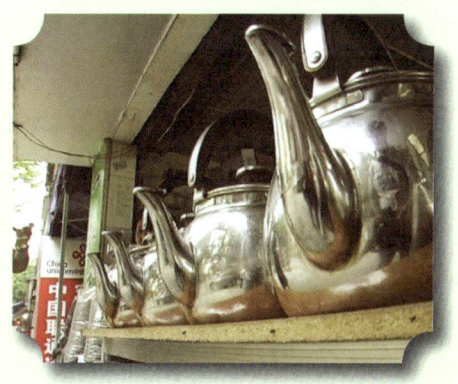

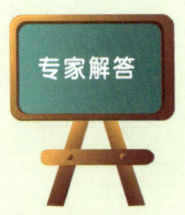

专家解答

★ 吴勇鞍（壮医医师）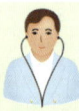

1. 凉茶是一种茶吗？

传统的凉茶并不是茶，是由许多清热凉血、消肿解毒的中草药熬制而成的药汤。而所谓凉茶饮料，已经调整了传统凉茶的配方，选取的原料大都是那些味觉上不会太苦涩的草药，同时还在里面添加了白砂糖，这样调配出来的结果，就让凉茶饮料从口感上让大众都能接受。不过，这样一来它的祛火效果就不能与传统凉茶相比了。

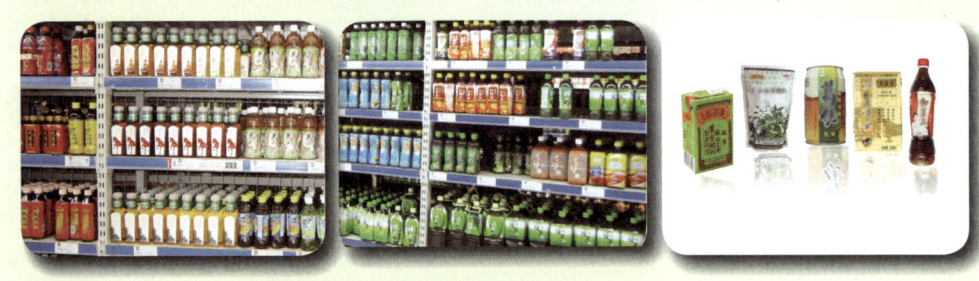

2. 凉茶起源于哪里？

传统的凉茶是发源于广东、广西地区的，由于两广地区的气候炎热，空气潮湿，所以在很早的时候，当地人就学会利用丰富的野生草药资源，熬制饮用草药茶，以消除夏季人体内的暑气，或治疗冬日干燥引起的喉咙疼痛等疾患。

3. 凉茶要喝冰的吗？

凉茶就像中药一样，要温温地喝，效果比较好。

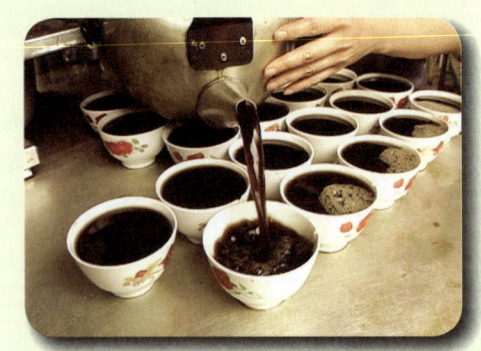

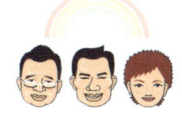

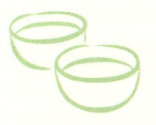 

4. 凉茶能治上火吗？

可以，但是事实上，中医上所说的火也分很多种，不同的火，症状也不一样。例如肝火旺盛常常以眼部症状表现为主，比如视物模糊、目赤、眼干、眼部分泌物多，还会出现口苦、耳鸣、烦躁易怒等症状；而胃火的症状主要表现为胃部灼热疼痛、腹胀、口干口臭、牙龈肿痛、胃口不好等等。不同的火要对症不同的药，这点对于凉茶也是一样的，根据上火的症状不同，凉茶的配方也是要有变化的。一般而言，凉茶配方，是依照人们最容易出现的胃火、肝火、心火、肺火和肾火这五种上火症状来开的药方。中医理论认为"心肾相连"，所以针对心火、肾火的草药配方是一样的，而对于肝火和胃火，只需要在针对心火、肾火的草药基础上，再各自多加那么几味药就可以了。除心火、肾火的凉茶配方有以下这些草药：鱼腥草、一点红、白茅根、雷公根、车前草、毛冬青、淡竹叶、金银花、生地、桔梗、虫屎茶、薄荷、甘草；如果是肝火旺，那么在这个配方的基础上加入龙胆草和山栀子就行了；如果是胃火，只需要加入生石膏和知母就可以了。

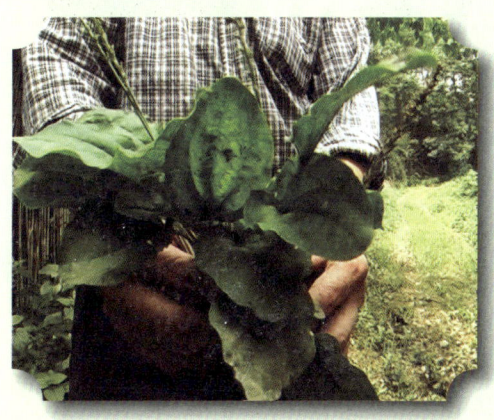 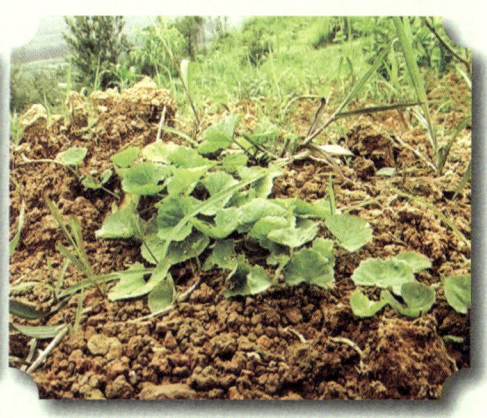

125

5. 什么人不适合喝凉茶？

上热下寒症不能喝凉茶，阴虚火旺症不能喝凉茶。此外，我们每个人的体质不同，加上凉茶毕竟是由很多寒凉的中草药组成的，所以不提倡长期大量地饮用。即便是饮用适合自己体质的凉茶，也要在需要的时候喝才比较好。而且连续饮用凉茶2至3天后，依然没有见效的话，那就一定要及时到正规医院去检查治疗了。凉茶治上火虽然有效，但并不是万能的，千万不要迷信和盲从。

生活小秘籍

1. 怎样在家里煮凉茶？

在家煮凉茶的方法其实与在家煎中药的方法是一样的，因为凉茶所用的原料就是中草药。熬凉茶最好是用砂锅，如果没有砂锅也可以用搪瓷类的锅具，但一定要忌用铜、铁等锅具，因为铜、铁极易和中草药产生化学反应，严重时会改变草药的药性，产生副作用。不过，家里要是有个电砂锅，那就方便多了，省去了用明火煎药必须一直守护的麻烦。汤剂的用水量直接影响煎药的质量，一般情况下用水量以

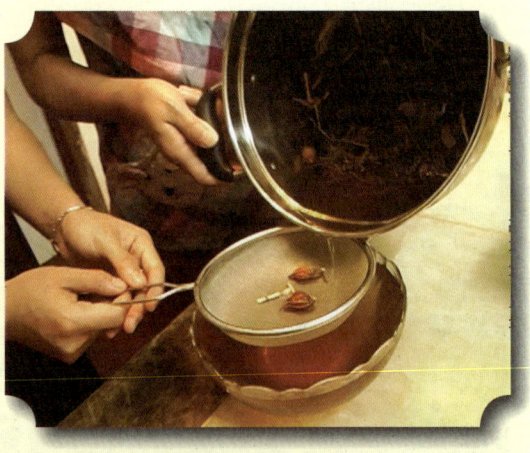

超过草药表面2—3厘米为最佳。在正式煎熬凉茶之前，一定要先浸泡30分钟以上，这样能让草药充分吸水，既能缩短熬制的时间，还能让草药里的药性充分释放出来。凉茶煮好后，不要立刻打开锅盖，要等它自然冷却之后再倒出来。

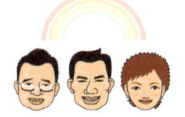

2. 怎样喝凉茶？

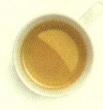

凉茶要乘温热的时候喝，效果才好，而且饮用的时候，最好不要加糖，正所谓良药苦口。如果实在是不喜欢凉茶的中药味，那就适当地加入一点冰糖，因为在我们日常食用的糖类中，像白砂糖、红糖都是温性的，正好与凉茶的凉性相冲突，从而削减了凉茶的功效，而只有冰糖才是凉性的，与凉茶的功效相吻合。

3. 怎样储存凉茶？

在家里煮凉茶，一般都没有条件当天喝当天煮，往往是一煮就是一锅，够好几天饮用的。那么对于剩下的凉茶我们可以把它放在容器中，冷藏在冰箱里。

在选择容器装凉茶的时候，其实有个小窍门，我们不妨用带密封口的保鲜袋来分装凉茶，一袋正好装够一次饮用的就行。

用这种密封袋装凉茶，在饮用前还可以很方便地将整个袋子都浸泡在温水里，保证每次都能喝到温热的凉茶，即方便又卫生。

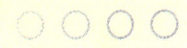

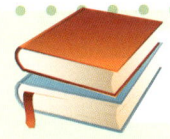

本期精粹

专家告诉我们"是药三分毒"，中药也是如此。如果草药搭配不合理，不仅治不了病，还会产生副作用。还有就是，有些药物会与食物、酒精及其他药物交互作用，从而产生不良的反应。因此，专家建议，虽然"中药凉茶"好喝，能清热解暑，但并不适应所有的人。如果因饮用凉茶出现了不良反应，应该马上去正规医院寻求帮助，以免延误治疗。

喝个清楚

明明白白喝豆浆

主持人：

如今很多人爱喝豆浆，作为营养丰富的传统食物，豆浆早就已经成为了老百姓餐桌上的常客了。然而，豆浆应该怎么做、怎么喝才最科学，您知道吗？

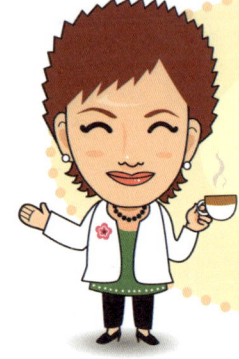

生活误区

郭大妈十分喜欢喝豆浆。为了能喝到满意的豆浆，大妈还专门买了个豆浆机。最近，大妈听人说豆子要泡上三天打豆浆才最营养，就开始一丝不苟按时间泡起豆子来。大妈喝豆浆那是非常讲究，不仅原材料要求高，对豆浆和其他食品的搭配也是毫不含糊。早晨七点整，郭大妈先把豆浆喝了，喝完豆浆，拿起鸡蛋又放下了，起身穿衣出门出去遛弯，一直等到八点整才回家。为什么不一气吃完呢？因为郭大妈听说豆浆和鸡蛋不能一起吃，所以必须等豆浆消化完才能吃鸡蛋，否则对身体不好。

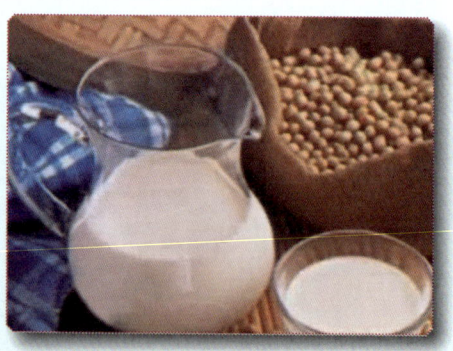

这些做法有道理吗？怎样喝豆浆最健康呢？就请专家为我们解答吧！

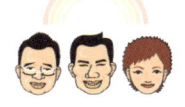

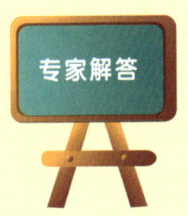

中国农业大学

★ **胡小松教授**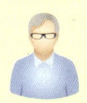

▶ 1. 豆浆的来历是什么？

传说，豆浆是西汉的淮南王刘安发明的，有一次窦太后生病了，淮南王回到京城日夜陪伴母亲，并用泡好的黄豆磨成豆浆给母亲喝，很快窦太后的病就好转了，从此豆浆开始在民间流传。《本草纲目》记载，豆浆性平味甘，能利水下气、制诸风热、解诸毒。

▶ 2. 豆子泡了三天营养价值真的就会变高吗？

专家：其实干豆、湿豆营养的差别并不大，但是简单泡一下比较好出浆，也能延长豆浆机使用寿命。

▶ 3. 豆浆和鸡蛋真的不能在一起吃吗？

专家：目前认为豆浆鸡蛋不能一起吃的说法都是说豆浆中含有胰蛋白酶，影响蛋白质吸收，事实上只要豆浆充分煮熟，胰蛋白酶就灭活了，根本不影响什么。只要豆浆和鸡蛋都煮熟，在一起吃没有问题。咱们吃就要吃的快乐简单，不用吃得那么累。

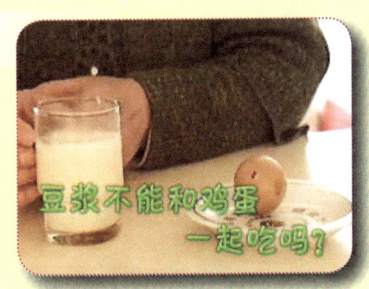

▶ 4. 拿豆浆去冲生鸡蛋，这种吃法究竟好不好呢？

专家：不可以用豆浆冲生鸡蛋，因为生鸡蛋含有沙门氏菌，这样吃对身体不好。

▶ 5. 水果豆浆和五谷豆浆更有营养吗？

北京协和医院营养科 ★ **李宁医生**

专家：不是这样的。水果如果和豆浆一起加热，维生素会损失，水果最好生吃。而五谷豆浆属于同类食品叠加，不会比单喝豆浆营养更丰富。

6. 豆渣能吃吗？

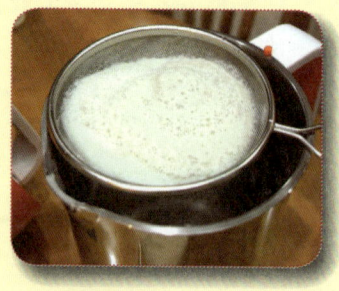

专家：豆渣确实是富含粗纤维、蛋白质的有益食品，要是扔了太可惜。为了更好地让豆渣发挥作用，我们可以在豆渣中添加其他原材料，做成美味的食品。

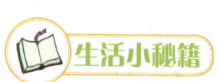
生活小秘籍

豆浆一定要煮沸十分钟，防止豆浆中毒，尤其是自己用豆浆机的时候，一定要注意豆浆机的程序上设定的煮沸时间是否足够。

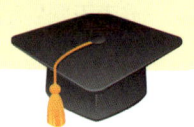
五分钟营养达人

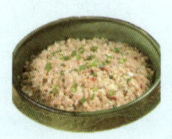
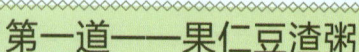
第一道——果仁豆渣粥

原料：黄豆豆渣80克，玉米面80克，核桃仁5克，松子仁5克，大杏仁5克。

制作方法：将核桃仁、松子仁、大杏仁放入平底锅内用小火慢慢烘焙出香味。将烘焙好的核桃仁和大杏仁切成碎粒。将黄豆豆渣与玉米面混合，加入适量凉水调成糊。煮锅中加入800毫升凉水，大火煮开，倒入调好的豆渣糊，用汤勺搅拌均匀，再次煮开后继续煮10分钟。将煮好的豆渣粥盛入小碗中，撒上松子仁和核桃仁、大杏仁碎粒即可。

❤ 贴心小提示：可以根据个人的喜好调整煮粥时加水的比例，喜欢喝稀一点的可以多加水，喜欢稠一点的则可以少加水。

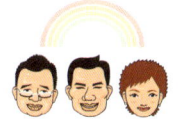 财经频道

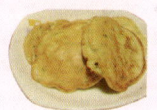  第二道——葱香豆渣饼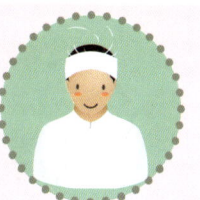

原料：黄豆豆渣100克，鸡蛋4个，面粉50克，香葱花15克，盐5克，油10毫升。

制作方法：鸡蛋在大碗中打散，然后加入黄豆豆渣、面粉、香葱花、盐搅拌均匀呈糊状；中火烧热平底锅中的油至六成热，用大汤勺舀一勺豆渣糊倒入平底锅中，用勺子压成圆饼状；中小火煎2分钟后，翻面继续煎2分钟，至两面呈金黄色即可。

♥ 贴心小提示：这样做出的豆渣饼色泽金黄，味道香酥，没有豆腥味。还可以将其中的香葱用其他绿叶蔬菜代替，制成蔬菜饼。

本期精粹

 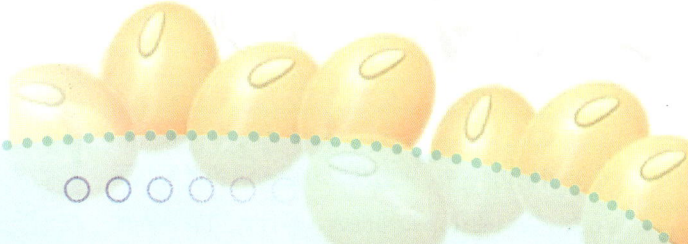

豆浆好喝有营养，不过喝豆浆没必要有过多的讲究，记得煮沸就好啦。剩下的豆渣不要扔，也是做菜的好材料哦。您记住了吗？

挑选菊花知多少

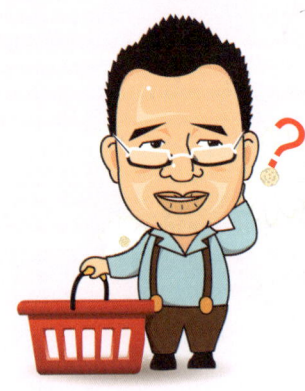

主持人：不少朋友喜欢喝菊花茶，为什么呢？
败火降燥啊！
炎炎夏日何处去，清茶一杯解千愁。
夏天一热人就容易上火，一上火就容易长疙瘩，
一长疙瘩就浑身不舒服，所以这个时候我们要多清热去火。
清热去火最好的方法是什么？就是喝茶。
茶里面最去火的，就是菊花茶。
沏上一杯菊花茶，去去火，消消食，感觉真像神仙一样。
可是，就有消费者问，
有的菊花茶一泡就绿了，这是为什么？
绿了的菊花茶还能喝吗？
有的菊花茶花朵小，有的花形灿烂。
哪种好呢？

生活误区

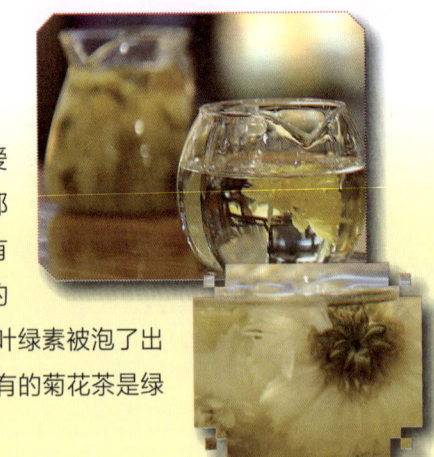

在记者的访问中，我们发现，很多消费者虽然爱喝菊花茶，但对菊花茶如何挑选、有什么功能等等都了解很有限。好的菊花茶泡完应该是什么颜色呢？有人说是黄，有人说是绿。有人认为，泡出绿色茶水的菊花茶是被硫磺熏过的，还有人说这是因为花里的叶绿素被泡了出来。那么，菊花茶水应该是什么样子的呢？为什么有的菊花茶是绿色的呢？就请专家为我们解答吧！

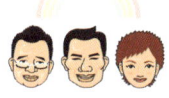
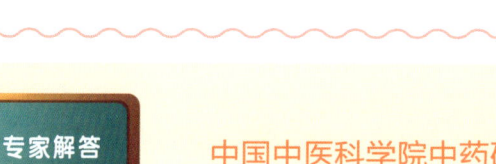

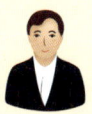

1. 菊花茶水为什么会变绿？

专家：菊花是一种菊科植物，在本草纲目记载中就有二百多种，菊花一般分为观赏菊和药用菊，做为药用菊花，一共有七种，分别是：杭菊、怀菊、贡菊、滁菊、亳菊、祁菊、胎菊。而野菊、昆仑雪菊、黄金菊、洋甘菊等等都不是药用的菊花。这些不同的命名是根据外观颜色、不同的产地和栽培方式不同而区分的。那为什么不同种菊花浸泡后水的颜色都不同呢？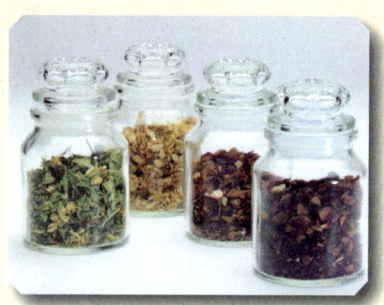这是因为它的泡制方法、加工方法、产地不太一样的关系。有的菊花茶是要经过先蒸煮以后再晾干，晒干；有的直接拿火烘干；有的是通过太阳暴晒来晒干。不同的加工方式形成的药材，颜色可能就不太一样。经水浸渍之后颜色也不十分一样。一般来讲，还是以黄色为主，而在浸泡大约十分钟以后，颜色才会发生变化。在十分钟左右以后，它的颜色要慢慢加深，有一些微绿是正常的。这主要是由于菊花自身所含的挥发油成分所决定的，这种挥发油主要是龙脑、黄酮类等东西，它们都有一些微黄微绿的颜色在里边，所以有这种绿颜色的产生，应该是正常的。

2. 那为什么有的菊花冲泡后马上就变绿呢？

专家：这样的菊花一般是经过硫磺熏过。正常的菊花不会马上变绿，和水温、受潮并没有关系。有的人认为这是菊花含有叶绿素，事实上这是不对的。叶绿素主要含在植物的叶子里，在菊花里的含量微乎其微。

3. 菊花花瓣大的好还是小的好？

专家：要想判断菊花是不是上等，并不看花瓣大小，窍门是用手摸一摸，松软的，顺滑的菊花比较好，花瓣不零乱，不脱落，这说明是新鲜的菊花，但不能选择颜色特别鲜艳或者特别发白的，因为那样很有可能被硫磺熏过，而灰暗色的菊花也不要选，因为很有可能在加工过程中菊花就已经发霉了。另外，菊花进水泡后，除了胎菊，好的菊花泡后花朵舒展，显得鲜活有生气，汤色通透清澈，而次品的菊花泡后会显得死气沉沉，汤色浑浊杂质多。

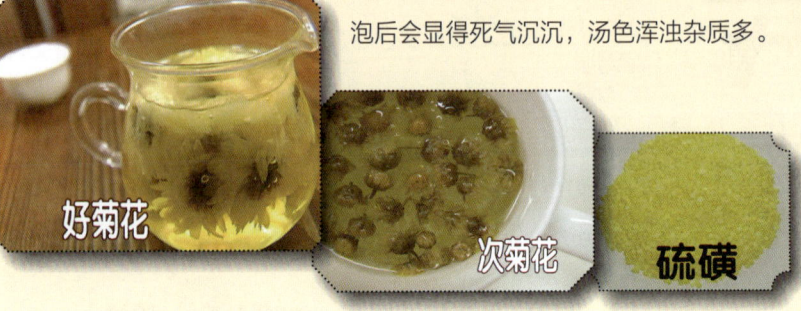

▶ 4. 菊花的味道是香的好还是苦的好？

专家：挥发油不仅影响菊花茶的颜色，还影响菊花的味道。从中医上讲，菊花味甘微苦，性微寒，有的菊花闻起来清香，这也和挥发油成分多少有关，只要闻起来没有刺鼻的味道，香和苦都是正常的菊花。有的菊花苦味可能突出一些，例如产于北方河南河北的祁菊；而南方的杭菊、滁菊、贡菊甘味要强一些。

▶ 5. 菊花都祛火吗？

专家：这样的说法并不准确，应该总结为12个字。首先是疏风清热，第二是平肝明目，第三是清热解毒。

▶ 6. 那菊花祛的都是什么火呢？什么又是火呢？

首都医科大学附属北京中医医院

★ 李照福

专家：菊花如果作为药用，祛火的功效都是一样的，而咱们平常所说的火是中医的术语，上火就是人体阴阳失衡后出现的内热症，而中医上的火分为内火和外火，外火的表现最常见的就是感冒，内火一般分为心火、肝火、胃火等，而菊花祛的就是肝火。比如烦躁易怒、眼睛发红等等。

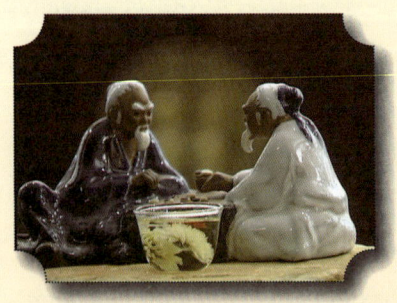

7. 菊花茶怎么泡？

专家：菊花被当做茶喝由来已久，古人的喝法也是很有讲究的，号称泉水最好，江水次之，井水为下。用80到90度的温水浸泡最好，一次三四朵，就能达到保健的功效了。

8. 喝菊花茶的时候加糖会影响祛火的功效吗？

专家：糖容易在人体产生湿气，所以一般不提倡夏季将菊花加糖食用。

9. 什么人不适合喝菊花茶？

专家：由于菊花偏寒，所以脾胃虚寒者、孕妇不宜服用，同时菊花不宜作为饮料长期服用。上火的人每天喝三杯，连续服用十天为宜。

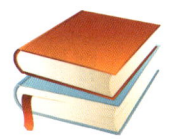

本期精粹

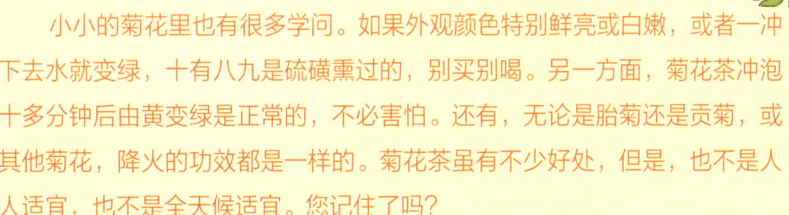

小小的菊花里也有很多学问。如果外观颜色特别鲜亮或白嫩，或者一冲下去水就变绿，十有八九是硫磺熏过的，别买别喝。另一方面，菊花茶冲泡十多分钟后由黄变绿是正常的，不必害怕。还有，无论是胎菊还是贡菊，或其他菊花，降火的功效都是一样的。菊花茶虽有不少好处，但是，也不是人人适宜，也不是全天候适宜。您记住了吗？

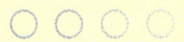

 补出健康

冬季进补（一） 怎么补

主持人：

萝卜、羊肉、苦瓜、南瓜、鹿茸、洋参、虫草、天麻，它们有什么进补功效？您的体质该不该补？该怎么补？补什么？

"冬令进补，来年打虎"，老祖宗留下的这句古训，如今成了人们冬季保健的最大理由，于是药补、食补齐上阵，都希望能补出一个健康的身体。从字面上理解，缺了，才补，也许您和您的家人已经加入了进补的大军，那么，您知道自己的身体缺什么吗？您正在补着的东西是不是刚好就是自己所缺的呢？

进补是冬天永恒的话题，有的人一到冬天就怕冷，手脚冰凉，有的人呢一降温就腰膝酸软，有的人爱冒虚汗，于是又很多人都开始补了，那您知道该怎么进补吗？您的体质又该不该补呢？要补的话又该补什么呢？

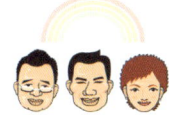

 生活误区

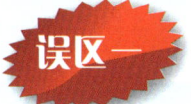 误区一　多吃萝卜、白菜、红枣

第一要补的是萝卜和白菜。

红枣是养血的，如果你没有糖尿病的时候你可以吃点。吃点以后不仅养血，还可以安神，养血就要安神，你才能睡好觉。

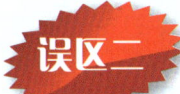 误区二　什么菜都吃

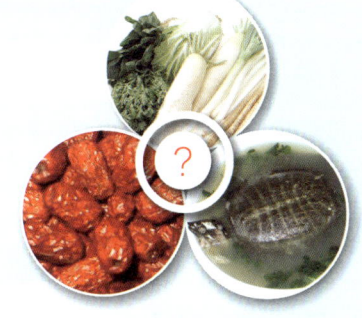

李大爷：我什么菜都吃。只要是菜我就吃。

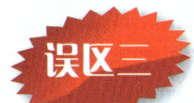 误区三　喝甲鱼汤

小明：冬天的第一天必须得喝一大盆甲鱼汤。甲鱼汤可是专业大补啊。

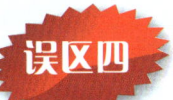 误区四　不需要补也补，越补越健康

王大姐：补要全面，什么补肾啊，肺啊，心啊……就算不需要，也应该要补也补，越补越健康嘛。

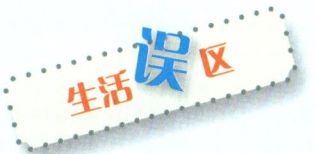

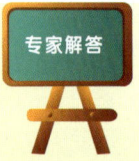 专家解答

★ 郭军（中国中医科学院西苑医院 主任医师）

中医上讲春生夏长秋收冬藏。中医上的"补"，其实是为了人体的阴阳平衡，不是所有人都需要补的，只有谁哪里虚了，才需要补。

中医的上讲的"补"是针对"虚"而言的。所谓"虚则补之"，就是说有"虚"的人才需要"补"。

那什么是虚呢？

中医上的虚症从根本上分气虚、血虚、阴虚、阳虚。

那气虚是少气吗？血虚是少血吗？

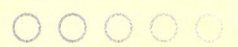

1. 什么是血虚？

专家：血虚，是中医上的一种症型，它是指血液亏虚，血的营养和滋润功能减退，以致脏腑百脉、形体器官失养的病理变化。而血虚并不是女性的专利，成年男性由于工作繁重、生活无规律，也有可能发生血虚。

怎么来判断一个人是不是血虚呢？这里有个一个小妙招——如果一个人同时出现指甲苍白、反甲、没有光泽、面色萎黄、乏力头晕，即可判定为血虚。血虚，就可以进补啦。

2. 什么是气虚？

专家：气虚在中医上，是劳倦内伤或重病、久病后元气不足，脏腑组织功能低下，抗病力减弱的病理变化。如果一个人做事感到力不从心，除了乏力，还有食物不振、舌质淡嫩、爱冒汗等表现，十有八九就是气虚啦。这个时候，就可以进补。

3. 什么是脾胃虚寒？

专家：脾胃虚寒的人脉搏较细，舌头上有齿痕，舌苔还比较淡，平时爱喝热水怕冷。这都是是胃的一个虚寒体质表现。

这类人应该多吃温性食物，比如羊肉，还可以用生姜泡水喝。

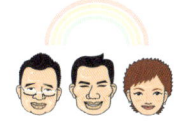

专家支招一：

羊肉是冬季人们非常喜爱的一道食物，是一种温补的食品，而南瓜对有血压高、血脂高的人都有好处。因此，有人将羊肉和南瓜放在一起烧菜，例如：羊排炖南瓜。可这道菜是否适合进补呢？

在《本草纲目》里面就有记载，南瓜和这个羊肉同时不能服。为什么呢？由于羊肉是大补、温补，而南瓜是补中益气，那么同时煮了以后，食用者容易出现胃胀气、容易胸闷。这对胃、对消化功能都不好。

南瓜与羊肉同食——肚胀

▶ 4.什么是阳虚？

阳虚的症状，按照一般的概念就是怕凉、腰膝酸软，甚至夏天穿棉袄等等。这类人需要进补。可如果你没有这些症状，但又进补了的话，吃完以后可能出现流鼻血、口干舌燥等。

专家支招二：鹿茸作为补品该怎么吃？

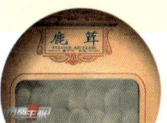

鹿茸是补阳的药材，有补肾阳益精血的功效，一般男性吃的较多，如果女性也出现阳虚的症状时也是可以食用的。但是，建议在医生的指导下服用。除了用鹿茸泡酒喝，还有一些服用方法，例如：将鹿茸提取，做成胶囊；也可以炖着吃。

专家支招三：西洋参该怎么吃？

西洋参在百姓家里并不少见，它是一种类似人参补而不燥、男女老少皆宜的高级补品。适合气虚和阴虚的人，长期吃可有补气养血、健脾养胃、延缓衰老的功效。同时，西洋参有滋阴益气、降血压的功效。

西洋参服用方法有煮、炖、蒸食，也可切片含化或研成细粉冲服。不过，郭军大夫提醒大家，所有的进补药品在服用的时候都要掌握度，因人而异。

5.血虚是贫血吗?

中医中的血虚和贫血是两个概念。贫血是生病的一个症状,而血虚是中医里的一个症状(通常所的气虚、血虚、阴虚、阳虚,在中医里都是一个症状)。

中医上的血虚是血液失常的一种表现,是指血液生成不足或血的濡养功能减退的一种病理状态。而贫血是西医上的概念,是指全身循环血液中红细胞总量减少至正常值以下,是一种化验指证。西医里说的贫血就是指血色素低。

专家支招四:血虚的人应如何进补?

阿胶

血虚的人可多食用牛肉、枸杞、大枣(大枣补血)。此外,阿胶也是很好的补血药材。

6. 中医上所说的这个补到底是什么概念?

冯兴中(从医24年,一直从事内分泌和亚健康的临床治疗):补是针对着虚来说的。一般老百姓对于"虚"在理解上可能有些误区,认为虚就是缺乏营养,其实这是两个概念。虚是指的人的一种状态,即相对于正常工作或者正常生活状态出现的精力不足,感觉到疲劳或者失眠、怕冷、怕热等情况。所以,所谓的补就是针对人的这个状态来进行调理,就是中医说的调理人体的气血、阴阳。

7.阴火症、寒凝气滞症、肾气虚、气阴两虚的主要表现。

阴火症的主要表现有怕热、腰酸、头晕、睡眠不好、经常出现嗓子疼、口干舌燥等症状。这可能是阴虚症所导致的阴火症。

天气冷了、凉了,或者遇到情绪变化、情绪不顺畅的时候,感觉胸闷,这一症状就是中医所说的寒凝气滞症。

腰酸背痛、疲劳、怕冷、睡眠不足就是中医说的肾气虚症。这并不是什么大问题,也属于人的一种状态,跟所谓的肾病不是一个道理(肾病是现代西医的名词)。

气阴两虚的人晚上容易失眠起夜,平时有疲劳感,动不动就出汗。

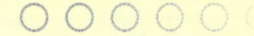

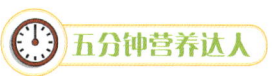 五分钟营养达人

 ### 第一道——生姜当归羊肉汤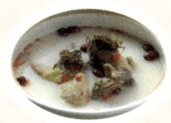

原料有羊肉、生姜、当归、熟附片等。具有暖肾、壮阳、回阳、救逆之功效，适宜高血压症阳虚型患者食用，尤以冬季食用为宜。

这个方子对脾胃虚寒的人、平常比较怕冷的比较适合。此外，它还有暖肾、壮阳的作用。

不过，值得注意的是，方子虽好，可它也是因人而异的。方子里的羊肉、附片、葱、姜、蒜，这些都属于温热的食材，那对阴虚内热的人就不适合了。

 ### 第二道——当归炖家鸡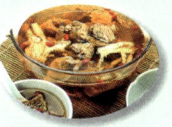

原料有当归、家鸡、黄芪等。具有气血双补、养阴退热、滋补肝肾等功效，对于心律不齐、气血两虚型心悸病疗效明显。

 专家提醒注意：

实际上，这个方子是干温祛大热，因此对那种急性发热的人不适合。"热"就有许多种，有阴虚不足的发热，气虚不足的发热，还有外邪引起的发热，您是否适合食用这些补方，一定要请教医生。

 补出健康

冬季进补（二）你会么

生活小秘籍

如何挑选进补药材？

药膳是中餐中一道亮丽的风景线，不仅满足了人们对口感的追求，同时还在吃的过程中达到了调养身体的作用。可如果挑选的药材如果不对证，不但起不到进补效果，有时甚至会产生副作用。到底哪些药材具有进补的功效？越名贵的药材功效就越好吗？有没有便宜的好货呢？

冬虫夏草

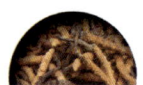

目前，市场上的冬虫夏草每克从660元到158元分很多等级，为什么会这么大的差距呢？

丁师傅（北京同仁堂药店 高级药剂师）：冬虫夏草的价格是以其完整程度、质量的大小、轻重而划分等级的。

由于冬虫夏草比较稀少，再加上采摘难度、进货渠道等因素，所以价格昂贵，而冬虫夏草有滋肺补肾功效，一般是针对术后、产后或者是大出血的人有很强的调理功效。

传统上，我们用冬虫夏草来炖鸡、炖鸭，或者单一种的清汤的煮法，现在流行将虫草先简单清洗一下，用开水泡着吃，等到最后再给嚼着吃了，然后还可以磨粉、冲服都可以。

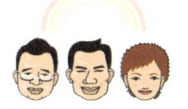

鹿茸（以及腊片）

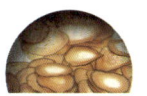

腊片，是对鹿茸切成片后比较好的部位的称呼。

丁师傅：鹿茸对于精神倦乏、眩晕、耳聋、腰膝酸痛、阳痿、子宫虚冷的人有很强的调理功效。鹿茸中含有多种生物活性物质，能促进机体的生长发育和新陈代谢，增强机体免疫功能，对神经系统、心血管系统有良好的调节作用，有助于恢复和保持机体健康。其价格的差异就在鹿茸的角上。最顶端这个叫特等腊片；第二段就叫腊片；最下面叫特种粉片，一等粉片，二等粉片，依次往下推，直到下边叫骨片，所以是按部位不同而划分的等级的，而且上边也是最嫩的。

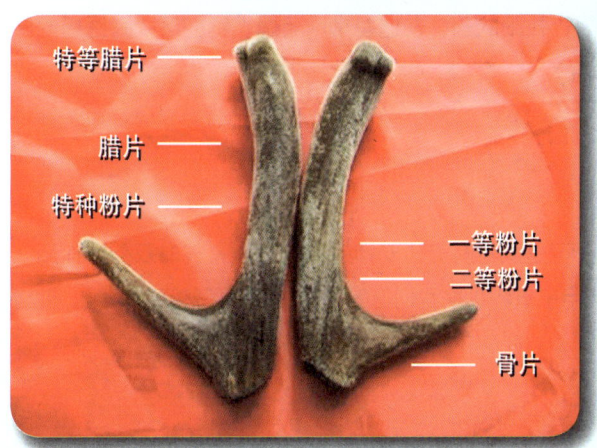

药材是不是越**名贵**就越好呢?

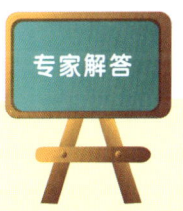
专家解答

★ **刘慧文**（北京世纪坛医院门诊中药房 主管）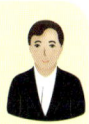

从中医的角度上说，价格不是和作用成正比的，不见得价值越高，它的疗效就越好。在我们日常生活中，很常见的一些价廉物美的东西是普遍存在的，就像我们日常家里常备的蜂蜜、核桃仁，它都是能起到一些补益的作用。

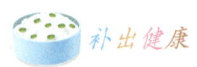 补出健康

用药讲究的是对症。我国中医学在几千年的漫长医疗实践中，积累了大量的补益健体的经验。李时珍所著《本草纲目》中有1892种补益类中药，人们通过服食补益类中药，可以提高人体机能，延缓衰老。

补益药就是以补虚扶弱，纠正人体气血、阴阳偏衰的这个病理现象的药。这类药的主要作用是治疗虚症。

补益药又分为补气、补血、补阴、补阳的药。在这些常用药里，我们可以有医药同源的，像山药、大枣、枸杞子、百合、益智仁、阿胶、龙眼，这些现在都属于医药同源。

补品在生活中很常见，很多既是药品又是食品。

像山药和大枣虽然归于补气类，可是大枣有养血安神的作用，还有气血双补的作用。百合滋阴，同时它也可以食用，比如用来煮粥。在我们日常生活中，常见的还有蜂蜜、桃仁等，这些都有一些补益的作用。

如果作为一般身体保健，购买一些价格低廉的药材就可以达到预期的目的，只要做到对症下药，才会对身体就会有补益功效。

不管是大补还是保健，一定要辩证用药，健康的人不需要进补，而有几种情况，建议不要进补。

★ 冯兴中主任

首先，看看自己的舌苔是不是特别厚，如果自己的舌苔非常厚，说明有实邪，应该先去实邪，然后再进补；第二，是不是有实的一些症状，比如经常上火的人，口干舌燥、大便干的，这时候就不要盲目地进补，应该请中医大夫先看一看。然后把这个实邪去除掉，再根据虚的不同，对症进补。

如果盲目进补，会出现肚胀、消化不良，只有根据个人在中医上的临床症状、舌相和把脉，如果诊断为虚证，这个时候才需要补。专家说，上了年纪的人最容易得虚症。

上了年纪的人平时除了疲劳，食欲也不好，大便也不成形，脉象迟缓，这都是典型的气虚症状。

专家：中医上讲的气是生命活动的原动力，而气的消耗导致了这些症状的出现。

中医上说的气是不是我们平时生活中呼吸的这个气呢？

专家：中医所说的气主要是指能不能足以承受正常的工作和劳动所需要的精力和体力，它是一种状态。这个当然也包括呼吸的自然界的空气。而气短、气喘是临床的一种症状，并不一定是气虚。

中医上所说的血虚中的血就是人身体上流动的鲜血吗？

专家：不。血具体到物质上来讲，可以理解为是身体里边流的鲜血，但是在说明它的生理功能的时候，就不单纯的指的是流动的血，是根据人体本身的临床不舒服的症状来区分的。贫血是指的这个血色素达不到正常人的标准，血虚是指的一种状态。

中医所指的血虚是指血量不足或血液功能失常的病理现象，引起血虚的病因有脾胃虚弱、偏食、失血过多等。在饮食上，教您个妙招：多吃大枣、绿叶子的蔬菜、动物内脏，对血虚和贫血患者都有生血止血的补益效果。

俗话说"人参和萝卜不能一起吃"，这到底对不对呢？

专家：老百姓流传这样的谚语是有道理的。人参是大补元气的，萝卜是行气顺气的，在行气顺气的时候会耗气，它可能会减弱、减低人参的补气作用。但是在特殊情况下，还是可以吃萝卜的，比如说在人体虚不受补，在这个人有气虚，在吃人参补气的时候，出现一些脾胃雍滞、脾不健运、出现腹满肚胀的时候可以吃萝卜，可以行气顺气，可能更好的能达到补气的效果。

人们平常说的虚就是缺乏营养吗？

专家：不是这样。缺少营养是指的身体缺乏蛋白质、碳水化合物或者是微量元素，这是现代营养学的概念。而中医说的虚呢是一种状态，是一种人们不能应付正常工作和劳动的一种状态。

既然营养和虚没直接的关系，那么，虚是不是疾病呢？在调理过程中，还有哪些进补原则需要我们注意的呢？

专家：首先，虚是中医指的人相对不能支持他正常的工作、生活，感到精力不足的一种状态，它不一定是疾病，可能疾病伴有这种状态。

其二，要对症进补，要根据自己的阴虚、阳虚、血虚不同，来找中医进行诊断之后，指导用药物或用膳食来进行调补。

第三点，是药三分毒，所以说不要进补过度。进补是要多吃些这类东西，因为这对其状态有好处，但不是说让其每天都这么吃，它得有个度。

 ## 本期精粹

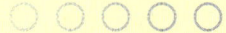

在此特别提醒大家，虚则补之是调理身体达到平衡的一种方法，这和营养缺失进行补充是完全两回事。四季中，冬季最适宜进补，但是否需要补、如何补、补什么，要因人而异，最好听从医生的建议。

选择对症的药材进补可以让我们远离虚症的困扰。专家建议，如果身体感觉不适，但是在医院又查不出具体的指标异常，您不妨试着补一补，怎么补呢？还是那句老话，不要盲目相信那些流传的千篇一律的偏方，进补因人而异，用药请教医生。

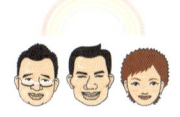

药酒怎样喝

主持人：

酒，咱们太熟悉不过了，爱酒之人不在少数，但是，饮酒过量对身体就有害无益了；药，是治病救人的，虽然说良药苦口，但为了健康，药再苦也得下口。药是苦的，酒是香的，这一苦一香搭配在一起，难道就是风行千百年的药酒吗？这药酒又会是什么味道呢？关于药酒的故事，倒是苦辣酸甜，一言难尽。

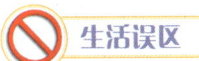 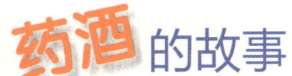

药酒的故事

误区一　家有考生：为冲刺高考，药酒上桌

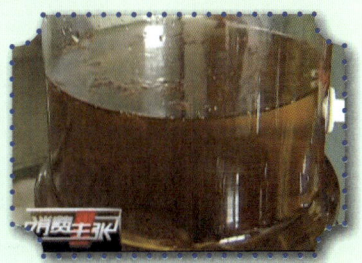

马阿姨的儿子小光是高三学生，再过半个来月就是高考的日子。日子一天天临近，看着儿子没日没夜的复习，马阿姨很心疼，但她能做的就是做好后勤保障，而这后勤保障第一步就是补充营养。一天，马阿姨得到一个药酒配方，据说喝了之后能够考出好成绩，于是她花了两百多元买了两个药包。药酒泡好之后，马阿姨亲自尝了尝，除了一股子酒味就是药味，喝了也没什么异样！于是她放心地把药酒端来给儿子喝。这一杯药酒下肚，能不能考好不知道，可眼前的效果确实出来了。小光晕晕乎乎的，最终趴在了桌上。仔细一看，这孩子喝醉了，怎么也叫不醒。

据了解，不少人都喜欢在家里泡药酒喝，并且相信每天喝上一杯就能带来健康，事实上，药酒是酒更是药，喝起来是有不少讲究的，如果盲目跟风，可是要付出代价的。

马阿姨本想着药酒能助推孩子的高考，谁料想一杯药酒下肚，孩子就倒下了，醉了。幸亏只是醉了！要不可就是后悔莫及了。

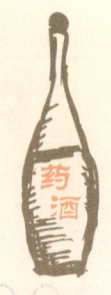

误区二 醉蟹：为治愈顽疾，酒缸泡蟹

王军今年虽然才三十来岁，却被风湿病折磨了好几年，试了很多法子总也不见好。前一阵子听说喝螃蟹泡酒可以治疗风湿病，自己就赶紧弄来了十来只活蟹，回家泡在了5斤的酒缸里。为了更滋补还加了少许的枸杞在里面。八天后，酒终于泡好了，他开始饮酒治病，每次喝的量倒不多，一两左右，一日两次。就这样，日子一天天过去了，泡酒倒是喝下不少，可是王军的风湿病仍没见好转，他却常常会感到头晕晕沉沉的。一天，王军突然晕倒，被送往医院抢救。经过检查，医生发现王军的脑内居然长着十几条寄生虫。在对患者病史的了解中，医生排除了很多成因（如猪、牛、狗、羊等），在和患者家属的交流中，医生终于找到了导致王军这次昏迷的病因——这些寄生虫均来自药酒。

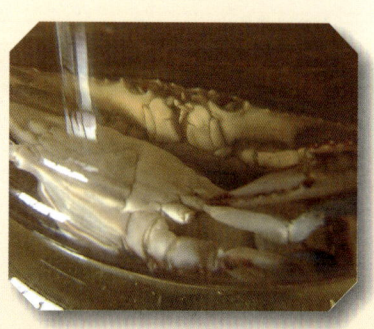

本想治病，哪知喝了之后病情反而加重了，看来，这药酒还真不是随便喝的。

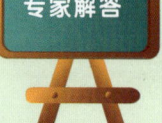

专家解答 现在都市人的生活节奏快、压力大，经常会出现腰酸背疼的情况。百姓中流传着喝蝎子泡酒来解毒散结、通络止痛，治疗腰背疼痛。除此之外，还有什么毒蛇泡酒、人参泡酒、穿山甲泡酒、蝎子泡酒、黄蜂泡酒……真可谓是五花八门！但到底这些药酒是不是真的这么有效呢？

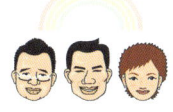

★ 章臣桂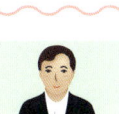

（速效救心丸发明人、中药制剂专家、《中华人民共和国卫生部药典》委员会会员）：

蝎子泡药酒治风湿属于民间偏方，没有经过临床试验。加上蝎子本身有毒性，在泡制药酒时，需要经过专门的处理，如果在不懂的情况下贸然泡酒是很危险的，用活蝎子泡药酒更是不可取的方法。

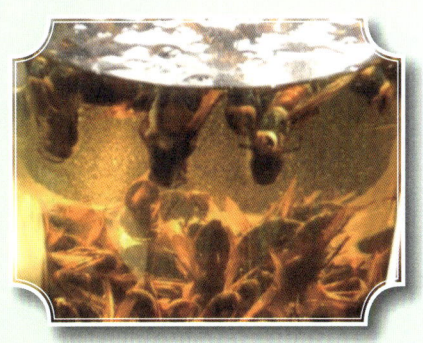

目前市面上很多有关泡药酒保健的书，这在平时可以用来做为参考，可是毕竟每个人的情况都不同，绝不能千人一方。所以谁要是真正要用书里的哪个方子，最好还是咨询一下医生更稳妥。

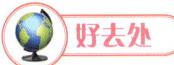 好去处　　 药酒博物馆

药酒博物馆是一所拥有300年传统制药酒养生工艺的药酒博物馆，这里的药酒和人们一般认识的泡酒有很大不同。在药酒工坊里向大家描述了整个药酒制作工艺的全部过程。古人制作药酒的工艺流程，从运输药料到配制药料，从筛、切、凿、捻、煮，再到静置、装罐运走，中国传统药剂师傅们在制作药酒的每道工序都非常严谨的。

专家支招

许多人以为，对于治疗疾病或者养生保健，喝药酒都会有显著效果。其实，药酒里的学问可大了，治病药酒和保健药酒是完全不同的概念。很多老年人就非常喜欢没事自己泡些药酒喝喝，希望能强身健体。

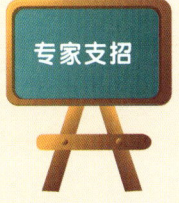

★ 衷敬柏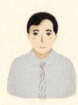

（中国中医科学院西苑医院副主任医师、中国中西医结合学会养生学与康复医院专业委员会常务委员、世界中医药学会联合会老年医学专业委员会常务理事）：

酒喝多了容易伤胃，所以在泡制的时候加些陈皮和砂仁比较好。

为了泡的药酒喝起来爽口好喝，衷教授在喝的时候还会加些冰糖。

药酒最讲究的就是配伍。如果把三种不同的酒泡着不同的东西，每天一起喝是个错误的方法。

推荐酒方一：肉苁蓉酒

肉苁蓉酒是适合中老年男性的保健药酒方。肉苁蓉有很好的补肾壮阳功效，对于平时怕冷，容易腰酸、腰痛的中老年人来说有很好的疗效。

配料：白酒一斤、肉苁蓉一两（注意：白酒指的是粮食酒，酒量浅的人用黄酒泡服也非常不错的选择，肉苁蓉在药房也是很容易买到的）。

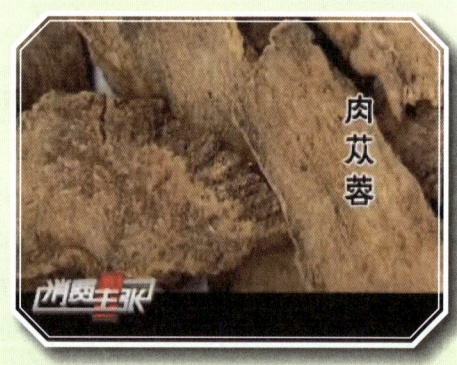

制作方法：只需把买来的一斤白酒和一两苁蓉泡在干净的玻璃器皿中，浸泡两周左右就可以服用了。

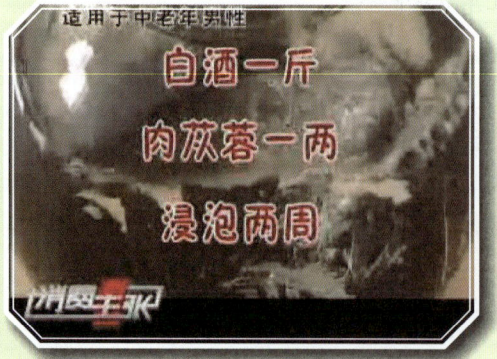

推荐酒方二：枸杞女贞酒

枸杞女贞酒是针对血虚的女性泡酒的方子。

配料：黄酒或白酒两斤、女贞子二两、枸杞子一两。由于女贞子偏平性、枸杞偏热，所以在配比上是2∶1。

制作方法：只需按照正确的比例把它们浸泡在一起就可以了。

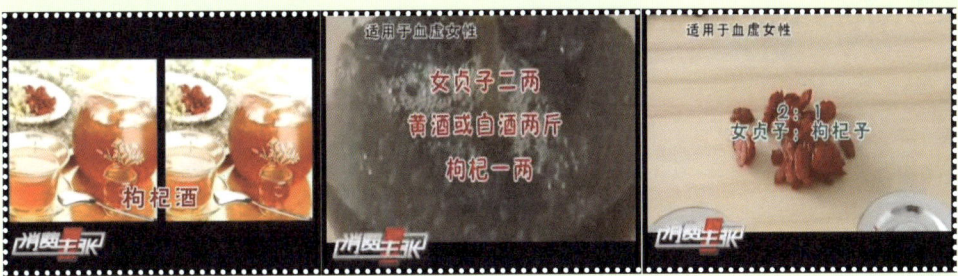

本期精粹

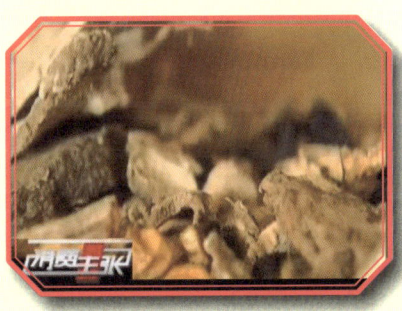

现在市场上有保健药酒和治病的药酒。保健药酒属于饮料酒的范畴，以保健、养生、健体为目的。治病药酒主要用于治病，属于药的范畴，喝药酒要在医生的处方或在专业人士的指导下服用。

需要注意的是：用的药材不同，泡出来的药酒性能也不同，喝的时候，除了考虑药酒的功效外，还应注意个人体质的差异。

药酒并非人人适合喝，饮用药酒也得看季节，一年四季喝一种药酒未必合适。孕妇或者哺乳期妇女不宜饮用药酒；患有高血压、心脏病、肝病、严重消化系统疾病及酒精过敏者，应禁用或慎用药酒。

151

药膳怎么吃

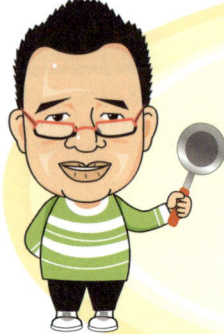

主持人：

隆冬时节，火爆的药膳你能看懂多少？究竟什么是药膳？药膳该怎么配？怎么吃？它是食还是药？人人都可以吃药膳吗？吃错了药膳，会有怎样的危害？

专家解答

★ **罗增刚**

（中国中医科学院医学博士、中国药膳研究会副秘书长）

　　药膳就是在中医学理论指导之下，运用食物和药物，通过有机的配合配伍，来达到调理机体、养身保健、防病治病的目的。其实最主要还是要达到人体气血阴阳、脏腑功能的一种平衡。所以，它适合一种特定人群的一种食品。

　　按照国家相关规定，从事药膳制作的相关单位必须经过卫生行政部门的批准，才能制作药膳，否则就不能打出药膳的招牌。卫生部在2002年发布的51号文件《卫生部关于进一步规范保健食品原料管理的通知》中公布了87种"既是食品又是药品的物品名单"，连蜂蜜、枣、山药、生姜、菊花等都在其列，这87种药物可以按照"药食同源"的理论用于食品中，其余的药材只能按药品的规定使用。

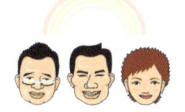

食用 药膳 应注意什么?

▶ 关于药膳，罗教授解释，药膳非常讲究药材与食物的合理配比，不少中药材需经过预先炮制等工序才能加入菜肴中，而且加什么中药、药量多少都需要考虑个人体质，不能随心所欲。如果不了解药材特性，千万不要自己组合药膳配方，如果中药材和食材搭配不当或食用过量，就可能会造成牙疼、腹泻、增加血糖等副作用。

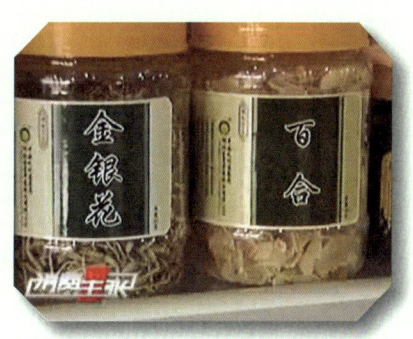

▶ 药膳应选用药性平和的滋补药，如枸杞子、山药等，一次用药不要过于繁杂。药物过多，作用可能会相互抵消，于进补无益。

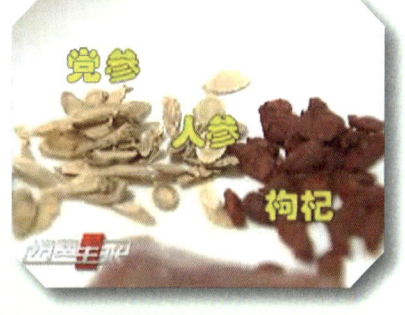

▶ 药膳在服用一段时间后，要及时看中医，观察自己的体质证候变化情况，及时调整自己的膳食。药膳里面毕竟有中药材，健康的人群并不需要特意食用药膳。

▶ 如果能从食物里面达到我能够调理身体，身体非常健康，那么通过普通的饮食就能够起到作用，就没必要再去用药物。

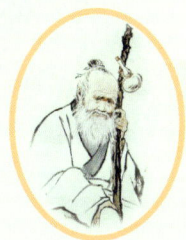

正如药王孙思邈所说："食疗不愈，然后命药"。

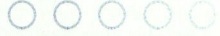

药膳可以用来治病吗？

对于没病的人，可适当食用某些保健养生膳；对于体质虚弱或患病者，还应当以药物治疗为主，配合药膳调整；对在疾病康复期或对某些慢性病患者，用药膳调治可能更为合适。

罗教授解释，药膳虽有不少好处，但它的本质依然是食物，其针对性和治疗效果无法和药物相比，只有两者配合应用，才能取得更好的治疗效果。

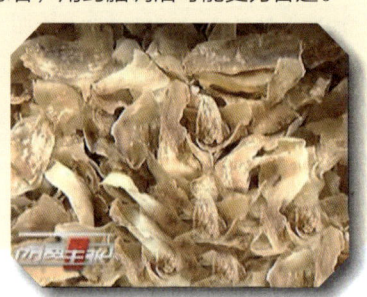

药膳可以天天吃吗？

罗教授提醒，药膳不宜天天吃。"饮食有节"是中医重要的养生保健原则，食用药膳同样应适量而有节制，短期内不宜进食过多，不可急于求成，应该根据自己的身体状况，经过中医诊断后，经常小量服食，持之以恒，才可能收到一定效果。

吃药膳，一周2—3次即可，否则人体会产生耐受性。

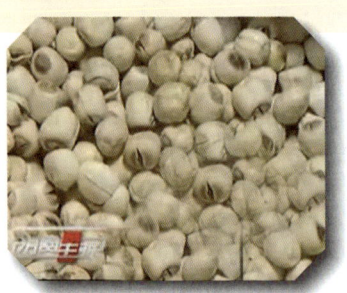

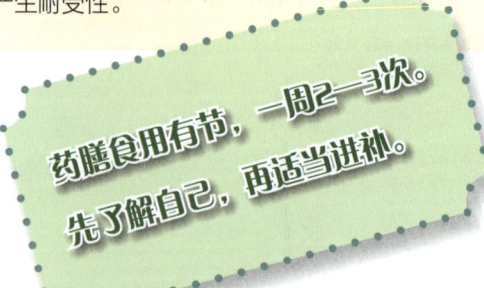

药膳食用有节，一周2—3次。
先了解自己，再适当进补。

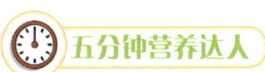 

按照中医师提供的药膳配方，教大家做三道简单易学、药性平和的药膳——"银杏百合杞子鸡"、"当归山蘑烧羊肉"、"麦冬果露银耳羹"。

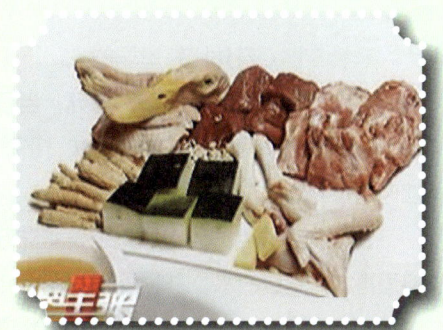

 第一道——银杏百合杞子鸡

这道药膳具有滋阴安神、益气生精、补髓明目之功效，比较适合在气候干燥的时候食用。

适合人群：中老年和儿童。

这道药膳的主要材料有鸡腿肉，配料有青红椒、百合、银杏各十克，玉米淀粉以及枸杞打磨成的汁。

制作方法：首先，将鸡块用淀粉抓一下，之后下锅油炸（炸是为了去掉皮肤里面的油脂、增加香味）。注意：油温要五六成热；鸡块抖散下锅；炸到外焦里嫩就可以了。

鸡块炸好后，在锅里倒入少许油，放入青椒红椒煸炒一下，再倒入枸杞汁迅速翻炒，之后依次放入百合、银杏（百合的作用主要是安神滋阴；银杏主要是止咳平喘的作用）。炒透了之后，放入之前炸好的鸡块，然后翻炒均匀。

这样，一道色香味俱佳的银杏百合杞子鸡就做好了。

第二道——当归山蘑烧羊肉

这道药膳不仅补肾益气，也是一道非常适合冬季食用的药膳。但对于体质偏热的人，不太适合经常食用！

适合人群：身体比较虚弱的人

主　料：羊肉。配料：香菇、当归、葱姜和料头以及料酒、耗油和生抽。

制作方法：首先，将羊肉切块，下锅用水焯一下，加点料酒以便于去除羊肉的腥味，增加肉的香味，焯过之后将羊肉捞出。

锅里放入适当的油，加入葱姜蒜进行煸炒，等炒出香味再加入耗油、老抽、然后喷少许料酒再加入适量的水，之后再放入蘑菇和羊肉和六克左右的当归。

用中小火炖40—50分钟，收汁勾点薄芡就可以了。

当归的主要作用是补血活血，附于虚损、身体比较虚弱的人补充一点当归是比较有好处的。羊肉属于温热型的食品，在寒冷的季节，会促进人体抗寒的能力。

第三道——麦冬果露银耳羹

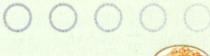

这道菜适合各种体质的人服用。特别是在秋冬季节，气候比较干燥的时候食用。对于女性来说，这道菜更能起到美容养颜的作用。因为银耳里的胶质经过熬制被充分的释放出来，所以口感软嫩润滑。药膳中加入的杏仁具有止咳平喘的功效，再加上麦冬补心清肺，银耳滋阴润肺，在秋冬季节喝上这样一碗"麦冬果露银耳羹"，感觉很是不错的。

适合人群：适合各种体质的人。

主辅料：银耳、麦冬、杏仁、冰糖。

制作方法：在锅里放入少量的清水，加入适量的冰糖和银耳，炖大概20—30分钟。将杏仁打碎榨成汁之后，放在银耳汤里一起炖。

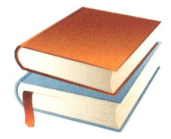

本期精粹

主持人：

不少朋友习惯于自己给自己看病，感冒了、发烧了，懒得去医院找大夫，只是根据自己的经验随便去药店买些药回来吃。在进补药膳这方面，大家更容易"自作主张"，觉得这个食材有营养就买一些，觉得那个药材有疗效也买一些，就这么掺和着做熟了就吃。殊不知，搭配不当的药膳不仅不能治病，甚至可能有害于您的健康。退一步说，就算您自制的药膳没有搭配不当，但如果不对症，也起不到您预期的效果。

药膳是一种食品，却不是人人都适合吃的食品，想知道自己是否适合进补药膳，第一步，还是找专业的医生把把脉再说，切不可随意听信那些所谓的偏方，以免进补不成反受其害。

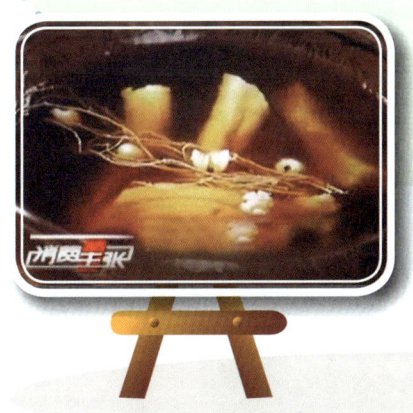
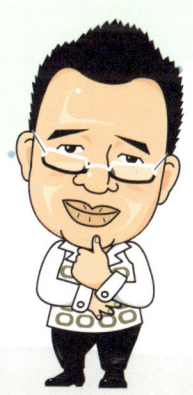

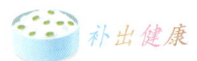 补出健康

骨汤含钙知多少

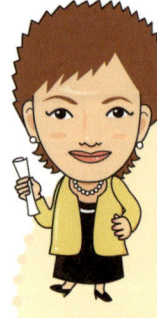

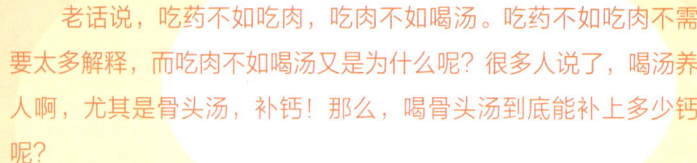

主持人：

老话说，吃药不如吃肉，吃肉不如喝汤。吃药不如吃肉不需要太多解释，而吃肉不如喝汤又是为什么呢？很多人说了，喝汤养人啊，尤其是骨头汤，补钙！那么，喝骨头汤到底能补上多少钙呢？

莲藕棒骨汤、牛棒骨土豆汤、鲫鱼豆腐汤。三种靓汤，哪种含钙量最高？熬制骨汤，时间越久钙就越多吗？身体缺钙，仅仅喝汤就能补得上吗？

 小实验解密大问题

民间流传着这么一种说法，叫做多喝骨头汤能补钙，很多人也都相信用这骨头煮的汤，不仅味道鲜美，而且营养价值非常高，那这骨头汤里含钙量到底有多少？多喝骨头汤真的能补钙吗？

虽都是骨头汤，可每家的做法也不尽相同，我们选取了三个比较有代表性的做法，并分别取100毫升的骨汤请专家进行鉴定，看看这骨汤里的含钙量到底有多少。

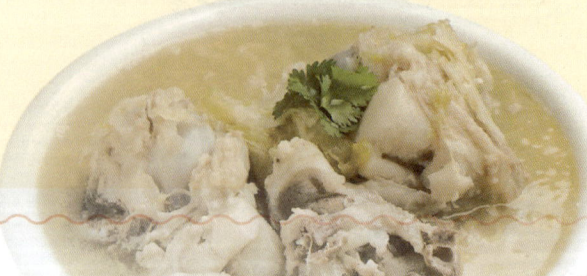

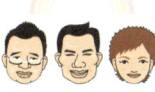

第一种——猪棒骨莲藕汤

宋先生在做骨头汤之前先把猪棒骨敲断，因为他认为这样做可以让骨髓和钙质在炖的过程中都流出来，并且会快一些。另外，宋先生还在汤里加了一些莲藕。用他的话来说，莲藕和猪骨一起炖汤，这样荤素搭配，营养更均衡，味道也更好。

不仅如此，宋先生还专门用高压锅来炖汤，理由是用高压可以把钙质和营养更多地压出来。

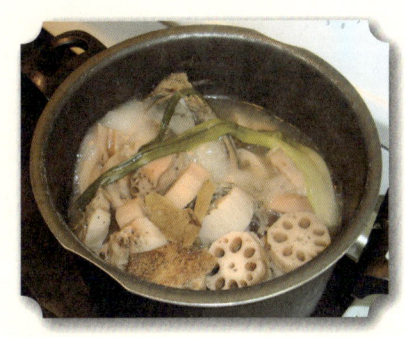

第二种——牛棒骨土豆汤

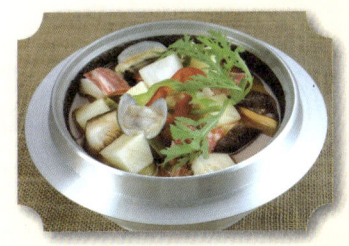

刘阿姨认为牛骨比猪排骨营养价值高，钙比较多一点，因此，她家的骨汤是用牛骨做的。另外，刘阿姨也在汤里加了土豆、西红柿作为配菜，而且也是用高压锅来炖汤的。

第三种——鲫鱼豆腐汤

秦大爷将鲫鱼用水清洗干净，在锅中过油，然后加入水，放入豆腐、佐料盐，用慢火炖了一锅美味的鲫鱼豆腐汤。秦大爷认为，做鲫鱼豆腐汤选用的豆腐也有讲究，一般应选用北方做法的卤水豆腐，因为这种豆腐含钙高，用来补钙效果最好，而且炖汤不容易碎，口感也好，再加上鲫鱼容易炖烂，营养丰富。

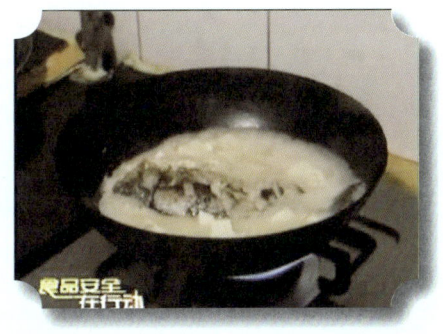

 补出健康

经过北京市理化分析测试中心的专业测试，我们得出了骨汤里含钙量的数据。从检测结果上看，牛棒骨土豆汤、鲫鱼豆腐汤和猪棒骨莲藕汤均含有钙质。三种汤中，含钙量最高的是鲫鱼豆腐汤，每一升中钙的含量为125毫克；第二位是牛棒骨土豆汤，含钙量为84.4毫克每升；猪骨莲藕汤相对含钙量少些，为每升44.4毫克。看来，从钙含量上看，骨汤不及鲫鱼豆腐汤。

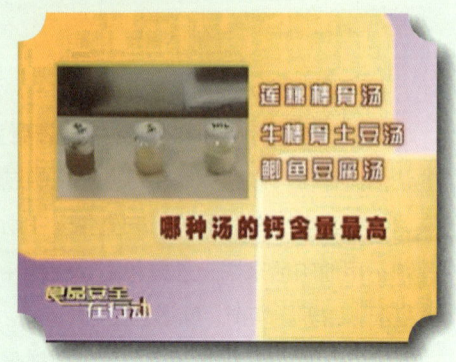

虽然这些汤中都含钙质，但是和其他食物相比较，钙的含量是高还是低？用骨汤或鱼汤来补钙能达到效果吗？我们到底需要多少钙，怎样补钙才科学呢？

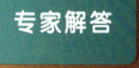 专家解答

骨汤鱼汤的**补钙**能力有多大？

★ 何丽 （中国疾病预防控制中心营养与食品安全所）

根据以上得出的数据折合一下，1000毫升我们把它折合成五碗汤（每碗200毫升），也就是说一碗猪骨汤中钙含量约为8毫克、牛骨汤约为15毫克、鲫鱼豆腐汤，因为豆腐的含钙量比较高，所以能达到25毫克/碗。依据中国居民膳食指南，成年人每天需要摄入至少800毫克的钙，而含钙量相对高一点儿的鱼汤，也就每碗25毫克，如果是依靠喝汤来补钙，这要喝多少碗呢？

通过这三种汤我们可以看到，补钙效果好一点的是鲫鱼豆腐汤，想通过猪骨汤和牛骨汤来补钙的话，和吃普通的食物没有什么两样，效果不是太好。

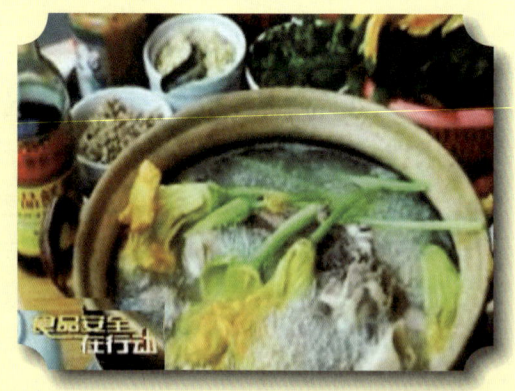

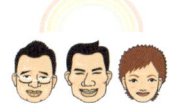

长时间熬制骨汤能 增加 钙吗?

专家：很多人相信老汤，一些商家也称它们的骨汤经过小火慢炖，长时间的熬制，骨汤中钙的含量会更高。其实不是这样的。有很多人做过实验，在实验室里炖制骨头汤，用不同时间来测试钙的结果。结果发现炖到半个小时左右，钙的含量就基本达到饱和了，就是说虽然炖汤的时间在延长，可钙的含量也不会增高。当然汤会越来越浓缩，但一些营养成分（如蛋白质）可能会受到破坏，所以骨头汤炖到半个小时就足以。

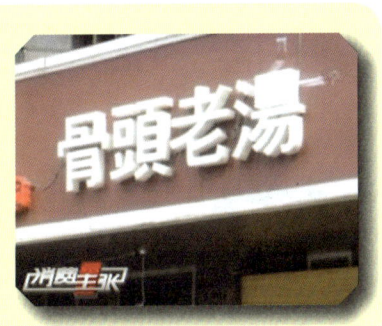

补钙方式哪种好?

专家：补钙最好方式还是通过奶制品，比如鲜牛奶。如果想通过食物来补钙，喝奶的效果比喝骨头汤鱼汤更好。一袋450克的鲜奶中大约含有460多毫克的钙，接近一般成人需要量的1/2。大家可以经常食用奶制品如鲜奶、酸奶或奶酪，另外，部分大豆制品和海产品中钙的含量也很高。

■ 本期精粹 ■

科学的补钙方法很简单，只要遵循科学、合理的饮食原则，采取多样化、均衡的膳食，在日常饮食中多注意奶类、豆制品的摄入即可，单纯靠喝骨头汤达不到补钙的目的。

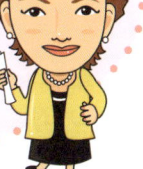

你知道怎么补钙吗

主持人：

到底谁缺钙？

补钙方法多，饮食最安全。哪些食物含钙高？如何做菜才能补充更多钙？缺钙要补钙。钙是越多越好吗？

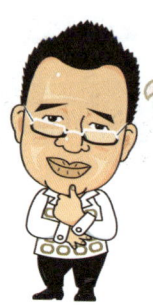

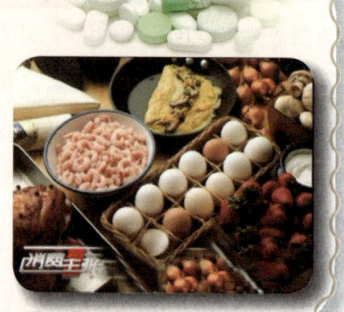

专家解答

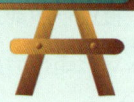

在我们的人体中，99%的钙质都存在于我们的骨骼和牙齿当中。因此，要想知道自己是否缺钙，就得从了解我们的骨骼状况开始。一般来说，医院都有专门测量骨密度的检查。

★ **黄彦弘**（北京积水潭医院医生）：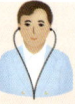

钙摄入不足是引发骨质疏松的重要原因之一，而通过骨密度测量就可以初步判断出被测人是否存在骨质疏松的状况。

▶ 那么，骨密度多大才算正常呢？

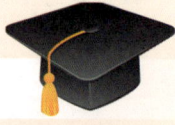

专家： 实际临床中，通常用T值来判断骨密度是否正常。所谓T值就是将测得值与正常年轻人的骨峰值比较得出的值，它的正常值参考范围是大于负1。

什么人最容易患骨质疏松？

专家：65岁以上的女性、70岁以上的男性，这个年龄段的老年人属于骨质疏松的高危人群，补钙是不可忽略的。

不过，补钙虽然很重要，但补钙食品或保健品也只能作为一种基础补充剂，对于骨质疏松这种病来说，患者还得到医院接受专业的治疗。

产后妇女和哺乳期的妈妈对钙的需求量非常大，她们易患骨质疏松症。饮食补钙对于产妇来说相对是比较安全的。不过，如果饮食补钙无法满足身体所需钙量的话，那就需要通过服用一些钙制剂来补钙了。另外，产妇应多去户外晒太阳并做产后保健操，这些都有利于促进骨密度恢复，增加骨硬度。

缺钙了，怎么补？

医生说了，通过饮食来补充是最安全、最简便的，但是如果饮食补充不够身体所需钙量，那就有必要服用一些钙制剂。我们每天吃的食物五花八门，有荤有素，而且每个人喜欢吃的食物都不太一样，从补钙的角度来看，哪些食物里含的钙更高呢？

你知道哪些食物含钙高吗？

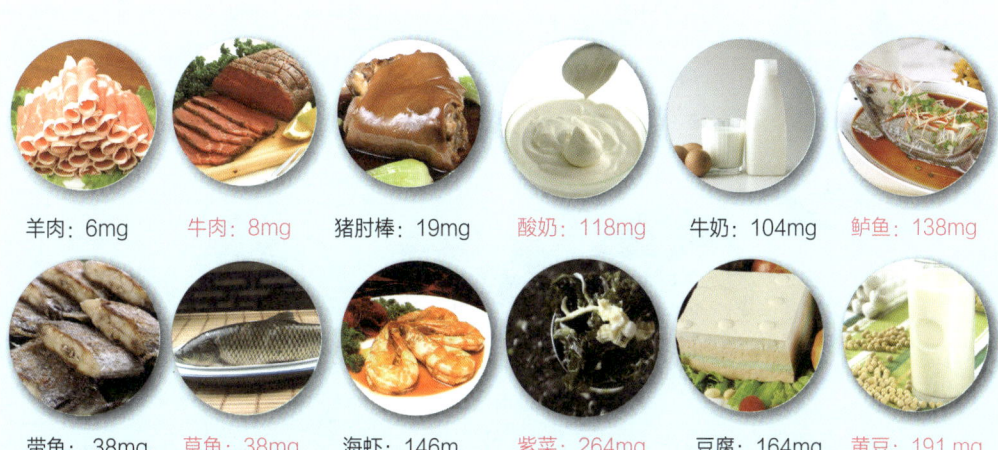

羊肉：6mg　　牛肉：8mg　　猪肘棒：19mg　　酸奶：118mg　　牛奶：104mg　　鲈鱼：138mg

带鱼：38mg　　草鱼：38mg　　海虾：146m　　紫菜：264mg　　豆腐：164mg　　黄豆：191 mg

 补出健康

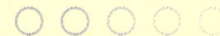

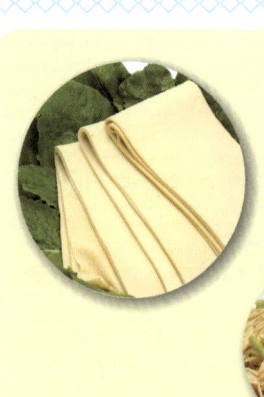

豆皮：313 mg

（这基本上是豆制品里面含钙量最高的之一了！）

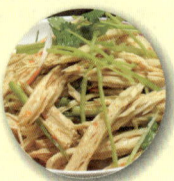 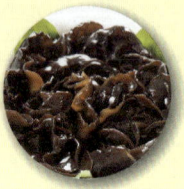 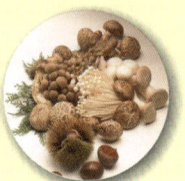

腐竹：77mg　　银耳：36mg　　干黑木耳：247mg　　蘑菇：169 mg

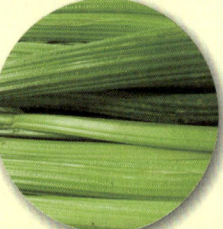

芹菜：38mg

（和一些蔬菜相比的话，芹菜含钙量还是比较高的，还不错哦！）

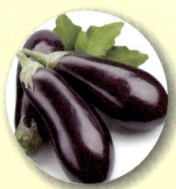 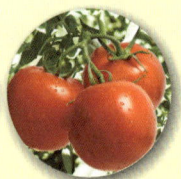 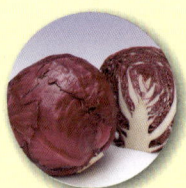 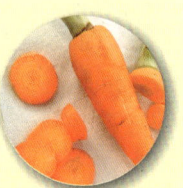

茄子：24mg　　西红柿：10mg　　紫甘蓝：49mg　　胡萝卜：32mg

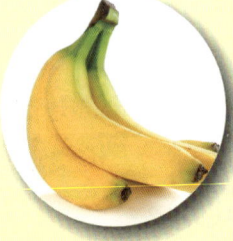

香蕉：7mg

（比苹果或者荔枝、柚子，还是要高一些，但不是最高的）

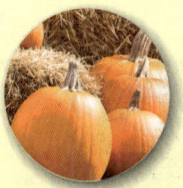 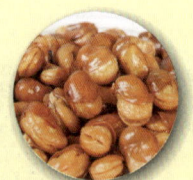 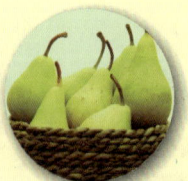

南瓜：16mg　　蚕豆：16mg　　梨：11mg

海产品、奶制品、豆制品，含钙量相对较高，而蔬菜和水果的含钙量相对较低。

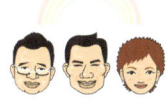

有朋友可能要说了，我只喜欢吃水果蔬菜，不喜欢喝奶、吃海产品，那该怎么补钙呢？一日三餐，怎样做菜才能最大限度地减少钙流失呢？只要足量补钙，身体就不会缺钙了吗？

 ★ 何丽

（中国疾病预防控制中心营养与食品安全所研究员）

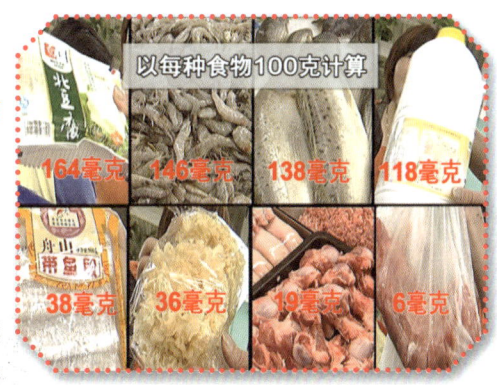

有些蔬菜的含钙量也是很高的，如：油菜，每100g里就含钙108mg；苜蓿，每100g里含钙达到了713mg；黄花菜，每100g里含钙301mg；荠菜，每100g里含钙294mg。所以，这些蔬菜可不能忽视哦！不过，要想更有效地吸收蔬菜中的钙，也是有技巧的。

▶ 怎样做菜能尽量不流失钙？

专家：急火快炒，还有先洗后切。这样做可以保证营养素不流失，其主要是保护维生素C和B族维生素，而维生素C会促进钙的吸收。当你炒得时间长了，这个维生素都没有了，可能对钙的吸收多少也会有些影响。

有些朋友为了能更天然、更有效地吸收蔬菜中的营养成分，选择生吃蔬菜，这种方法也不错。但是，如果你为了偷懒或者认为把蔬菜打成汁更有利于吸收的话，那就大错特错了。

专家：最好不要打汁喝，因为蔬菜里面的钙是不溶解于水的。打汁后，钙可能就留在渣子里面了，就没有办法被人体吸收了。对于喜欢喝蔬菜汁、水果汁的朋友来说，最好是连汁带渣都吃掉，因为蔬菜里的钙都留存在菜渣当中。

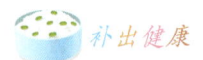 补出健康

需要注意，菠菜里面含有很多的草酸，会影响钙的吸收。为了不让菠菜影响钙的吸收，有个小窍门：在炒菠菜之前先用水焯一下。另外，除了菠菜，富含草酸的蔬菜还有芹菜、苋菜、竹笋等。

▶ 除了蔬菜在烹饪上有技巧外，我们做一些荤菜时，是不是也有窍门能让食物中的钙成分更有效地被人体吸收呢？

专家：鱼类，尤其是小鱼小虾带皮吃的，建议大家在烹调的时候，也就是在炒的时候，放一点醋。在酸性环境下，能利于钙的吸收。

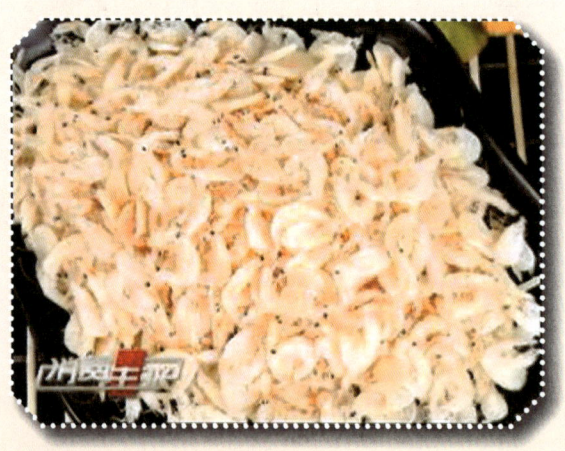

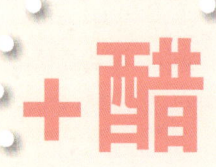

通过一些烹饪技巧，确实能帮助我们提高食物中钙的吸收，但不论是蔬菜、肉类，还是我们天天必吃的主食，这些食物每天摄入量的多少，也直接影响到我们人体对钙的吸收。那么，如何去把握这个合适的量呢？

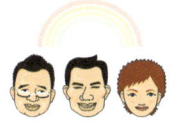

专家：中国营养学会颁布了一个"膳食指南",其中有个很形象的"平衡膳食宝塔"。为了方便记住,教大家一个最形象的方法。每个人都有一个拳头。我们每天吃的量:

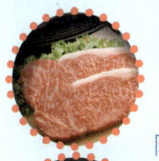 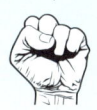

肉——一个拳头(大概是生重150克左右,也就是3两的样子)

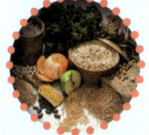 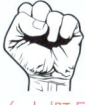 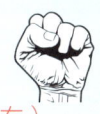

主食/包括米、面、杂粮——两个拳头(大概是6两左右)

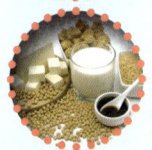 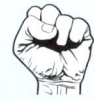

奶、豆制品——三个拳头

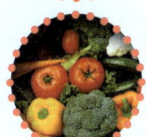

蔬菜、水果——四个拳头

▶ 那么,通过一日三餐是否就能满足我们人体对钙的需求呢?不同人群对钙的需求是不是也有所不同呢?

专家：中国营养学会提倡,成年人(18岁以上),其实是4岁以上的小朋友开始,每天要求是摄入800毫克的钙;怀孕中期的孕妇是每天1000毫克;孕晚期的妇女(包括怀孕晚期和乳母)要达到每天1200毫克;老年人每天1000毫克。

补出健康

实际上,中国人的平均钙摄入量每天才388毫克,不到需要量的一半。所以,中国人钙的摄入量是很低的。

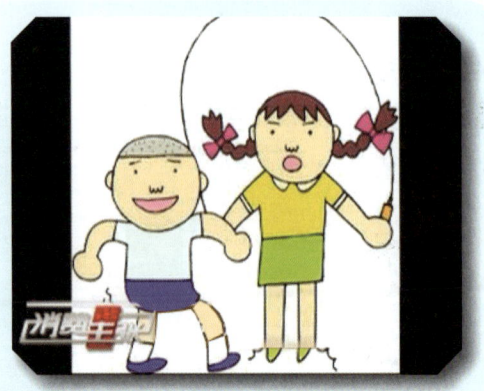

处于发育期的青少年,孕妇、哺乳期的妈妈,这几类人群对钙的需求量比较大;还有钙流失比较严重的中老年人,特别是在更年期前后的女性。这些人在日常饮食中不但要加强补钙意识,还可以通过服用一些钙制品来补钙。

➤ 可是,市场上钙制品种类可是不少,有液体的、有片剂的、有胶囊的、有这种酸钙、有那种酸钙,到底哪种更适合呢?

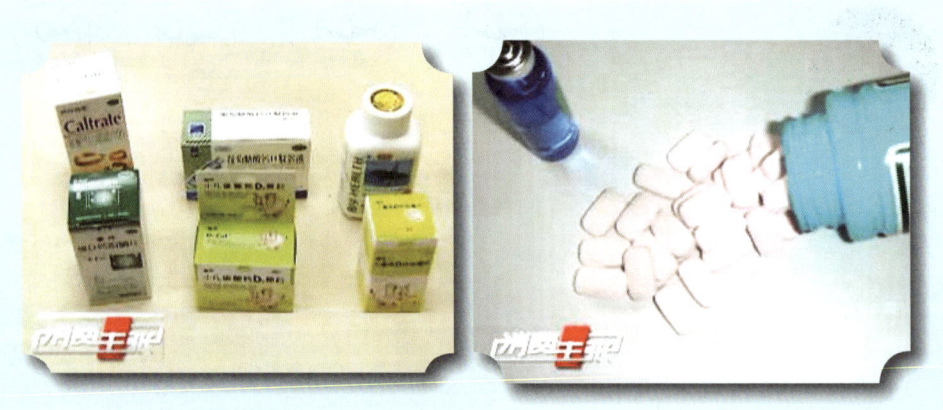

专家:大家很关心这不同的钙,身体对其的吸收到底怎么样。其实,很多的钙,无论是碳酸钙、葡萄糖酸钙、氨基酸螯合钙,或者别的什么乳酸钙等等,钙的吸收率大体是差不多的。

虽然各种不同的钙，其吸收率都差不多，但是不同的钙制品含钙量是有区别的。所以，在选购补钙产品时，一定要看清楚产品所标明的元素钙的含量是多少，一般正规产品在包装上都会标注"相当于钙XX毫克"等字样。同时，咱们还要了解自己每天需要被充多少钙，这样才能选择合适自己的补钙产品。

专家：比方说碳酸钙，它的含钙量呢是40%，也就是说一克钙里面含有400毫克的钙。但是有的钙含量比较低，比如乳酸钙的含钙量就只有13%左右，即一克里面只含130毫克钙；而葡萄糖酸钙中钙的含量就更低了，大概是9%左右。

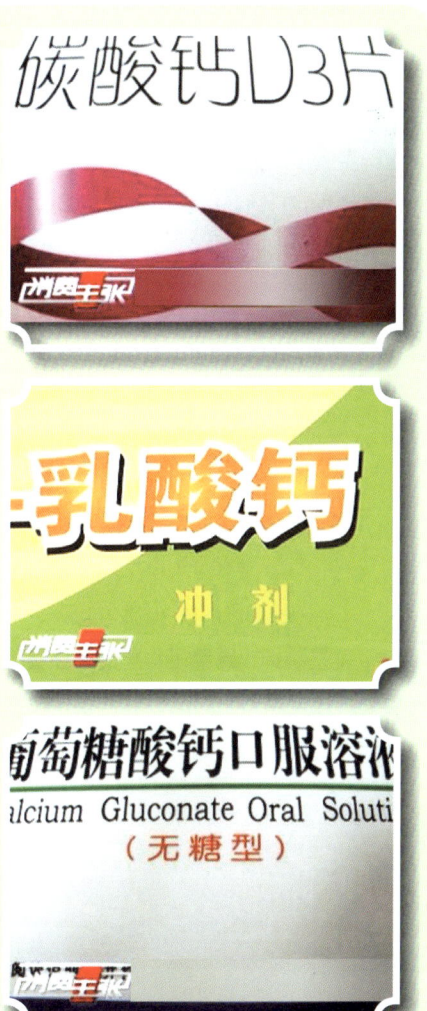

选择补钙产品有讲究，其实，你知道吗？怎么服用这些钙产品也是有学问的。

专家：有的人在吃了钙产品以后肠胃不舒服；有的人会出现便秘；还有一些人（比如老年人）的胃肠本来就不太好，那么对于这些人来说，我们提倡在餐后吃钙片，或者说在吃饭的过程中吃，这样对胃肠的刺激会比较小一点。

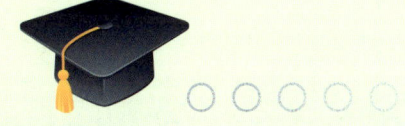

➤ 补了钙就会不缺钙吗？有些人平时很注意饮食补钙，而且也特意服用了一些补钙产品，可是为什么还是缺钙呢？这其中主要的一个原因就是还缺了一样东西，它会是什么呢？

专家：给大家举一个形象的例子。比如说砌房子，如果我们把钙比成是砖头的话，那么维生素D好比是水泥。你要通过水泥把砖头粘合在一起，这样你的骨头才会健康。所以，缺乏维生素D，那么钙是不容易吸收的。但是，通过晒太阳等方法，我们能够获取足够的维生素D。

在补钙的同时，我们还可以选择一些运动——足跟冲击运动，这样就能够促进钙的吸收。

什么叫做足跟冲击运动？

就是跳绳、踢毽子、爬楼梯之类的活动。但游泳对促进骨密度没有什么好处。其实，只要是脚跟要用力的活动，哪怕就是在室内，什么器材都不用，就是这么上下跳，也对骨骼健康有好处。

除了通过晒太阳获取更多的维生素D之外，适当的运动也是促进钙吸收的一种有效方法。

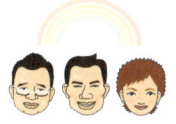 财经频道

➡️ 说了这么多如何补钙、如何促进钙吸收。那么，钙是不是补得越多就越好呢？

专家：凡事都有个量。中国营养学会设立了一个标准叫UL，也就是一天允许摄入的最大摄入量——2000毫克。

过犹不及。这补钙还真不是盲目地多多益善。钙补得过量了，会影响身体对铁的吸收、对锌的吸收，绝对的得不偿失！如果您是一位年轻的妈妈，更得注意，不要想着无限制地给孩子补钙，一不留神过量，后果可就严重了！

对于孩子来说，饮食补钙同样最安全，怎样才能让小家伙们胃口好，补钙充分呢？我们跟着大厨学几招。

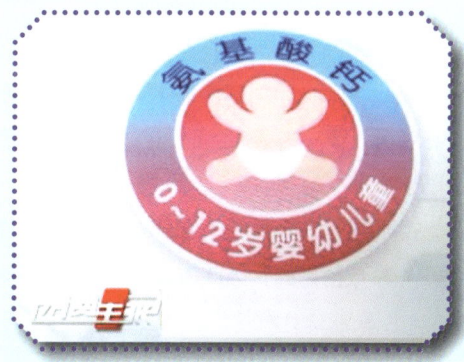
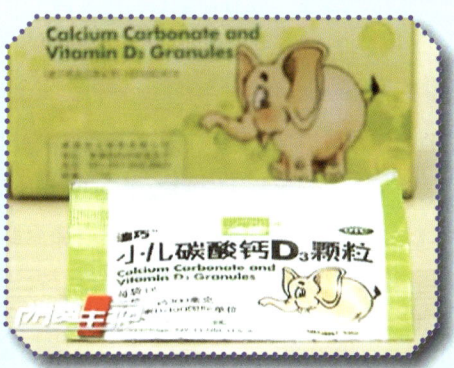
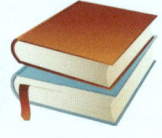
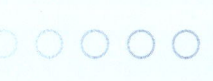
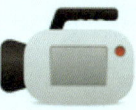

171

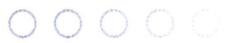

五分钟营养达人

儿童是最需要补钙的人群之一，但是孩子的嘴又非常的挑，这应该是妈妈们最苦恼的一件事了。

★ **石军峰**（**国家高级烹调师**）教大家做几道既可口又能补充钙的菜。

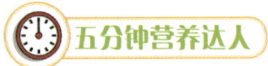

第一道——杏菌烩鲈鱼片

材料：杏菌、鲈鱼。
配料：芦笋、甜辣椒。

鲈鱼，每100g含钙量138mg，是水产品中含钙量较高的种类。
杏菌，这种菌类经过阳光照射以后，会生成维生素D2，这非常有助于钙吸收。

制作方法：先把所有材料用水焯一下。

杏菌、鲈鱼片、芦笋这些都是需要先用开水焯的。芦笋，因为富含草酸，会影响到钙的吸收，所以要用开水焯一下，时间大约1分钟左右就可以了；杏菌焯的时间就要长些，大约需要2—3分钟；鲈鱼片焯水之前需要先用水淀粉搅拌一下。

然后开始炒菜。先炒青菜，可以加点高汤，放入杏菌。接下来开始调味，放入少许的盐、鸡精。最后放入鲈鱼片（由于鲈鱼片已经烫熟，早放容易碎，因此放入后不要搅）。然后勾点水淀粉，汁水包住菜就可以了。

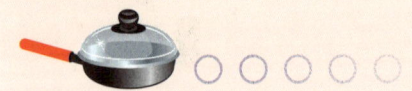

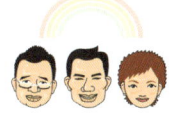

第二道——沙拉白灵菇

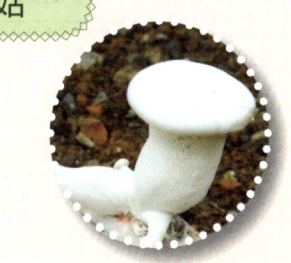

材料：白灵菇。

配料：芦笋、水果椒。

调料：沙拉酱、盐、糖、蜂蜜。

白灵菇，它的其他营养也是很丰富的，含有17种氨基酸，多种维生素和无机盐等等，有调节人体生理平衡，增强免疫力的作用。

制作方法：首先，将白灵菇放在容器上蒸15分钟，蒸熟后自然晾凉，并将其切成丁状。然后，芦笋焯水，方法是：水开以后放入芦笋，焯1—2分钟即可，以保持它的口感。芦笋焯完水后，最好用凉水过一下，并将其切成丁状。接着做柿子椒。先把皮去掉，这样可以保证口感，然后也将其切成丁状。接下来是最关键的调料沙拉酱。在沙拉酱、千岛酱中加入少许盐、白糖和蜂蜜。再放点蜂蜜。最后将所有准备好的食材加入调好的酱汁，拌匀即可。

 本期精粹

饮食补钙最安全，您可以多吃一些奶制品、豆制品、海产品，坚果，还有一些深绿色的蔬菜。做菜的时候，要尽量先洗后切、急火快炒，尽量减少钙流失，如果饮食补充的钙不够身体所需的话，就需要服用一些钙制剂。同时，晒太阳和适当运动也很重要。还要特别提醒您的是，补钙不是盲目的多多益善，过量的话同样会对健康有伤害。

还原"牛初乳"

主持人：

既提升免疫力，又增强智商，既促进生长，又延缓衰老，"牛初乳"真的有胜出一筹的本事吗？价格高高在上，宣传神乎其神，牛初乳究竟从何而来？

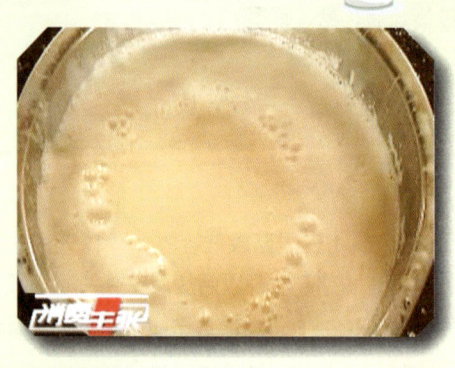

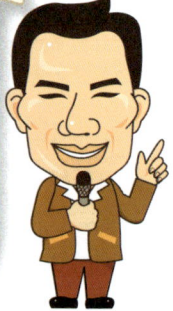

专家解答

什么是牛初乳？

★ **袁广文**（河北丰宁县的牧场场长）

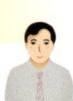

按照通常定义，牛初乳是指母牛产小牛后三天内所分泌的乳汁，也就是说母牛产小牛后72小时内所挤出的奶。由于母牛生小牛是有限的，所以牛初乳也就非常稀少。

那么牛初乳是什么样的呢？据工作人员介绍，牛初乳从颜色看和普通牛奶并无区别。

因为牛奶属于液体，它属于高蛋白、高脂肪的一种食品，它保质期非常短，而且细菌繁殖非常快，一般情况牛初乳在挤出以后，要立马放在保鲜柜里面进行保鲜，保鲜期不会很长，只有六到八个小时，就必须食用了。

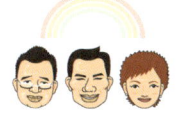

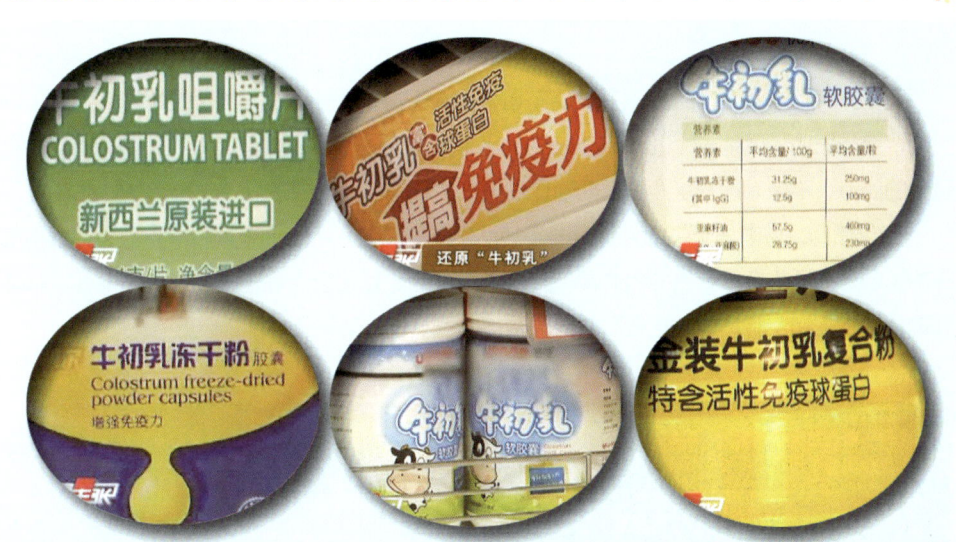

以一头体重550公斤的奶牛举例,产牛犊后一天初乳的量约是35—40公斤左右,三天总共的初乳量不到120公斤。那这部分初乳是如何处理的呢?据工作人员介绍,生下牛犊后的母牛,第一次挤出的牛初乳由于含有大量大肠杆菌,这部分是要扔掉的,约有30公斤。牛犊每天吃大概10公斤左右的牛初乳,三天就要吃掉30公斤;这样,一头奶牛也就剩下约60公斤左右的牛初乳可以供开发利用。以这个牧场2000头奶牛的规模来计算,每天约有七八头牛可能会产牛犊,这样一个中型牧场每天可剩余下来的牛初乳量还不到200公斤。

牛初乳真的有那么神奇吗?

★ **南庆贤**(中国农业大学教授、博士生导师,中国乳制品工业协会科学技术委员会首席专家)

牛初乳的确含有两大营养成分。一个营养就是免疫球蛋白,能增加机体免疫、调整肠道系统,还有一个能够促进生长。因此,牛初乳可能对人体有点作用。但是,牛初乳的这些功能仅仅是针对特定人群的,并不是万能的,不同的个体有不同差异。

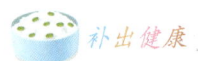 补出健康

这些东西吃了以后，应当讲在一定范围对人体没有害处，但是不能反过来说，我吃了以后就能变得聪明、就能长个儿。人体的生长因素是受很多制约的，有遗传的、有运动的、有营养的等等，不是靠这些东西有就要能促进身体生长的。

不仅如此，目前关于牛初乳具有很多辅助功效的说法，还处于研究阶段，缺乏数据和临床的论证。对于牛初乳是否具备提高智商、调节血糖、延缓衰老等辅助功能，目前并没有确切的科学依据和实验结论，这些功效显然是被商家宣传时刻意夸大了。

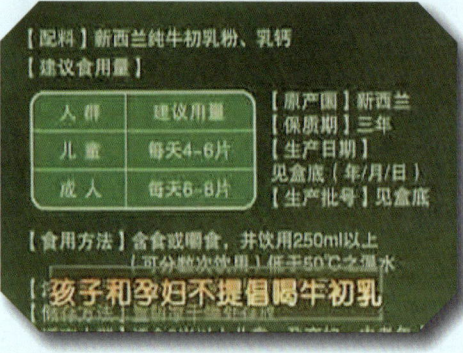
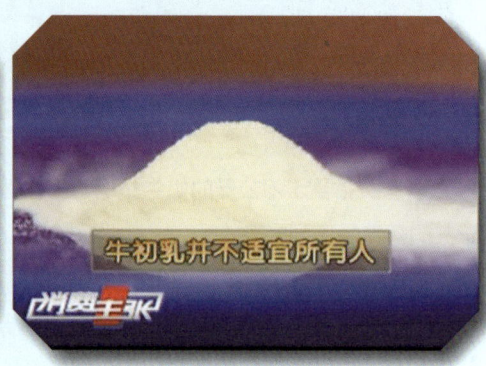

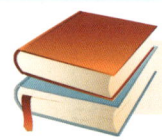 **本期精粹**

牛妈妈在生完小牛后的三天里所产的奶才是牛初乳，而小牛在出生后的七天之内都要吃母牛的初乳，因此能剩下的初乳也不会太多，市场上还哪来那么多的牛初乳产品呢？专家也说了，牛初乳并不适用于每个人，像什么延年益寿、提高智商等等说法，目前并没有确切的科学依据。所以，大家千万不要迷信什么牛初乳神话，不要被商家的宣传噱头所迷惑。

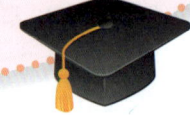

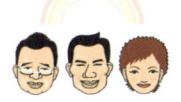

名贵食材谁替身

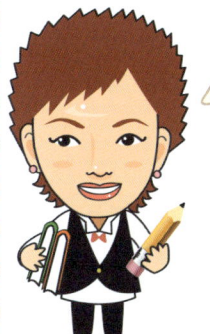

主持人：

虫草、燕窝、鲍鱼，名气大，营养高，动辄数十万的天价，是物有所值，还是人为炒作？只买对的，不买贵的，餐桌上的博弈，谁赢谁输？

鸡蛋、牛奶不输给海参、鲍鱼；猪蹄、银耳可以和燕窝、鱼翅媲美；寻常人家的厨房，如何能做出"天价食材"的营养？

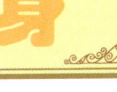

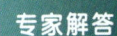 专家解答

▶ 名贵食材的营养究竟几何？是否物有所值？

★ **张晔**（解放军309医院的主任营养师）

现在有一些贵的东西，如果除去人为的炒作，还有很多客观因素导致了价格的高企，比如生长环境的问题、产量问题、采摘过程的艰辛，以及储存的一些方法问题。

▶ 民间传说，"冬天是虫，夏天是草，冬虫夏草是个宝"。冬虫夏草究竟有什么药用价值呢？为什么会这么昂贵呢？

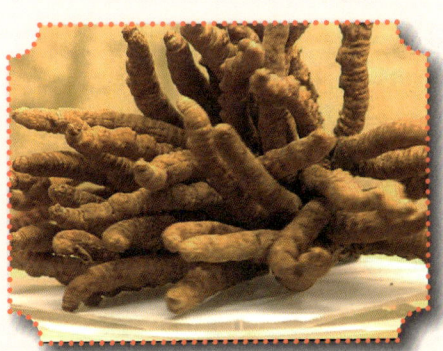

177

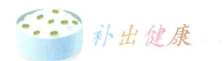

> 据李时珍《本草纲目拾遗》记载：冬虫夏草"性温暖，补精益髓，此物保肺气，能治百虚百损，治腰膝间痛楚"。
>
> 《本草从新》记载："冬虫夏草有滋肺阴、补肾阳、止咳化痰奇效"。

冬虫夏草生长在海拔3800米以上的雪域高原。蝙蝠蛾深埋在土壤中的幼虫被冬虫夏草真菌侵入体内后，冬虫夏草真菌在蝙蝠蛾幼虫体内不断吸收营养繁殖壮大，致使幼虫体内充满菌丝而死亡。来年春末夏初，从蝙蝠蛾幼虫的头部长出一根小草，冒出地面，形成了我们平时见到的冬虫夏草。虽然冬虫夏草兼有虫和草的外形，却非虫非草，属于菌藻类生物。

由于季节性强，数量稀少并且难以采摘，再加上一些虫草商看准了人们"进补热"的心理，大肆渲染其神奇功效，致使虫草的价格一路飙升。20世纪80年代初，冬虫夏草一斤的价格只有100—150元；而如今，不到30年时间，虫草的价格迅速上涨到每斤十几万元至三十几万元，成了普通消费者只能仰望的天价药材。

冬虫夏草确属中药，有增强人体免疫力的功能，但是这个功效和它极为昂贵的价格是不能对等的。

燕窝

专家：燕窝含有的营养成分主要是含有的蛋白质，特别是胶原蛋白。它的这种脂肪含量和碳水化合物含量是比较少的，所以吃完它以后可能觉得对皮肤还很好，又不会长胖。不过目前高价的燕窝与其营养价值相比，确实有些不值。

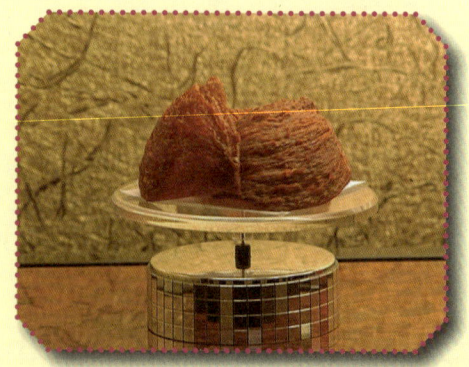

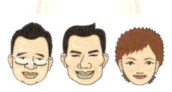

鱼翅

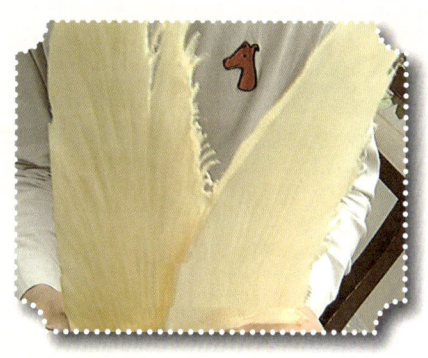

专家：鱼翅的营养成分主要在于蛋白质上。但是话返回来说，鱼翅中的蛋白质可不是最好的蛋白质，而且它的色氨酸含量比较低，难以被人体吸收。所以，营养价值并不是很高。

而且从环保角度来讲，全球每年有超过七千万条鲨鱼被捕杀，很多鲨鱼就是因为被残忍的割掉了鱼鳍而死去。

鲍鱼

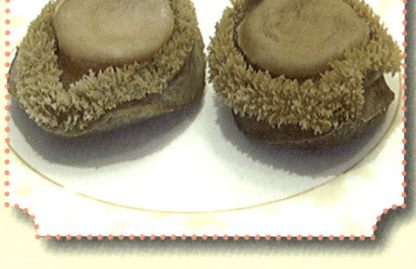

专家：鲍鱼的营养价值里的主要成分应该说一个蛋白质——球蛋白，对于提高机体免疫力有一定效果。不过，鲍鱼的价格高并不是因为其营养价值大，而是由于第一个其生长环境、采摘过程等很麻烦、认为炒作等诸多原因。比如两千多元一个的野生干鲍鱼，是因为年纪大而且稀少才贵的。说实话，八元钱一个的小鲍鱼吃吃也是不错的。因此，鲍鱼不以个头论英雄！

海参

人们都说海参是海中的人参，那么它的营养价值应该是很高的？

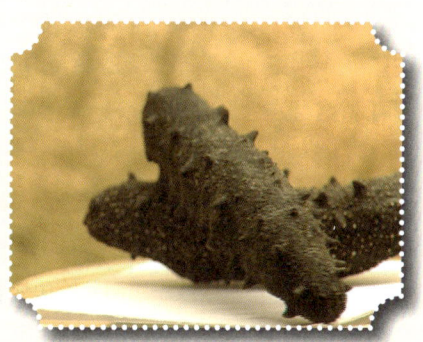

专家：海参的蛋白质含量很好，而且它含有的一些咱们所补脑的一种叫DHA的这一种东西。而且海参中胆固醇含量比较低，所以对于有心脑血管疾病的人也可以食用。此外，海参有点温，体质比较热，比如咱们说的火力比较壮（旺）的人应该少吃。

再好的东西也不能随便乱吃，要对症下药。

看来贵族食材的营养成分还真是惊人的相似,基本上都是蛋白质含量偏多,脂肪含量少。除此之外,它们还有一个共性,就是物以稀为贵。很多人以为营养价值与价格有关,所以"不求最好,只求最贵"。实际上,它们的价格很大程度上是受市场经济规律支配的,未必和营养价值成正比。

名贵食材是否也有替身?

专家:不管是哪种名贵食材,都有其特殊性,但是也有其共性,所以就其共性而言,很多食物中都有相同的物质。那些昂贵的补品,都可以从普通食品中找到营养价值相差不多的替代品,而且价格能让普通人家接受。

知识小测试

海参	牛奶	海参——鸡蛋
鲍鱼	银耳	鲍鱼——牛奶
鱼翅	山药	鱼翅——猪蹄
燕窝	枸杞	燕窝——银耳
虫草	鸡蛋	虫草——枸杞、山药
	猪蹄	(答案)

燕窝、鱼翅中的蛋白质主要为胶原蛋白,胶原蛋白的主要作用是美容养颜和安神。孕妇吃的话,不但能防止妊娠纹,还有保胎的作用。而猪蹄、蹄筋和银耳也有相似的作用。如果喜欢吃肉,换成猪蹄、蹄筋就可以,如果喜欢吃素,换成银耳就行了,效果都差不多哦!

再来看鲍鱼。鲍鱼中的蛋白质主要是球蛋白,有提高免疫力的功效。我们常见的牛奶中,每100克就含有十多克的免疫球蛋白,如果您想用鲍鱼补充球蛋白的话,牛奶就足够了。价格可是鲍鱼的几十分之一啊!

海参中含有的蛋白质特别是白蛋白比较高,如果您想用海参补充白蛋白质的话,用鸡蛋替换就可以。一斤鸡蛋四元钱左右,含有蛋白质大概70克,而这70克蛋白质换作用海参来补的话,最少要用100克海参,而100克海参最便宜的也要七八百元钱。鸡蛋和牛奶的蛋白质属于优质蛋白,吸收率比海参鲍鱼还要高呢!

最后来看一下虫草。虫草的主要功效是滋阴润肺补肾、提高免疫力，而价格只有几元钱一斤的枸杞具有同样的效果，买不起虫草的话，就买枸杞吧。当然，山药也有补肾的作用，把它作为我们餐桌上的常吃食品也是非常好哦！

牛奶鸡蛋的蛋白质的吸收利用率都要比前面咱们昂贵的这些食物都要好。

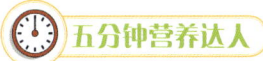

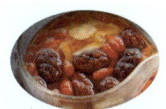 第一道——红枣枸杞茶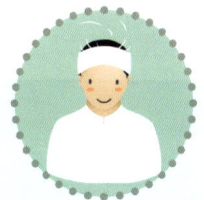

材料：枸杞、红枣、冰糖、莲子、山楂片和银耳。

制作方法：准备一盆开水。先放入一部分银耳，接下来放入山楂片、红枣、莲子、枸杞，放入的量没有要求，差不多就可以。然后用小火慢慢就熬制20分钟左右。

♥ 贴心小提示：如果家里有糖尿病的患者，那么可以用木糖醇代替冰糖等甜的东西。夏天可以放入冰箱冷藏后再喝，味道会更好。

红枣枸杞茶的用料总价值不超过10块钱，但营养丝毫不逊燕窝虫草！

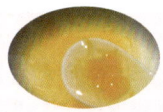 第二道——南瓜银耳汤（甜咸皆可）

材料：南瓜、银耳。

制作方法：准备一锅开水，放入南瓜和银耳先煮熟，根据个人口味加入冰糖（或糖）或者盐、鸡精、胡椒粉等调味即可。

♥ 贴心小提示：对于既不爱吃咸的也不爱吃甜的人来说，煮熟直接就拌着吃就可以了。这就叫"原味"：）

南瓜银耳汤制作方法非常简单，而且非常有营养价值，价格也是普通老百姓能消费得起的。因其口感和燕窝类似，也有"平民燕窝"之称。

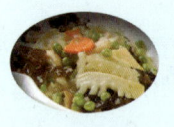 **第三道——炒素什锦**

材料：荷兰豆、胡萝卜、银耳、白果、红腰豆和黑木耳。

制作方法：在锅中加入水后，先放一勺盐，然后再放一勺油。水开了之后，把荷兰豆、胡萝卜、银耳、白果、红腰豆和黑木耳依次倒入锅里焯水。开锅后，捞出各种材料，然后用葱姜爆锅，放入焯过水的原料，快速翻炒几下后，加入适量的盐和糖调味。

❤ 贴心小提示：在做绿色蔬菜的时候，必须等水开了，然后加盐加油，焯出来菜颜色翠绿，而且口感也非常好。

 ## 本期精粹

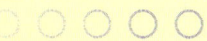

虽说山珍海味的天价自有道理，但平民食材的随和、家常也不乏追捧，从贵族到平民，价格也许差了十万八千里，营养却是在伯仲之间，甚至平民有可能超越贵族。"不买对的，只买贵的"这是一种畸形的消费观。理智消费，不求面子，菜市场走走，回家就能做出一桌子美味佳肴，花少一些的钱，吃出多一些的营养，这也是养生高手、持家高手啊。

- 天价食材的营养未必一定比普通食材高；
- 理智消费，不求面子，才是正确的消费观；
- 花少一些的钱，吃出多一些的营养，就是养生高手、持家高手。

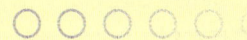

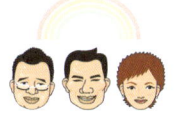 CCTV2 财经频道

冬虫夏草该怎么吃

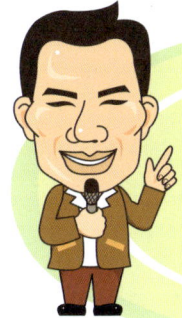

主持人： 医书上说，冬虫夏草是非常不错的药材，治病补养各有其效。可究竟冬虫夏草该怎么买？是大的好，还是小的好，胖的好，还是瘦的好呢？怎么吃才会发挥最大的功效呢？

专家支招

丁师傅： 你看这三根虫草（见下图），从这个直形、肥胖、长短来看，有些虫体比较胖，而且颜色是亮黄，有些子座比较短。

子座是什么？

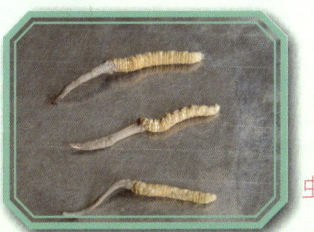 虫草　　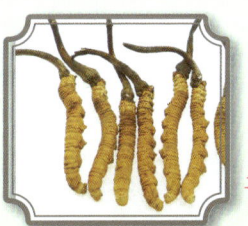 子座

丁师傅： 子座就是咱老百姓平时说的草，一般长为二至五厘米，棕褐色，而下方就是虫体本身。虽说子座中也有有效成分，但是购买子座短的比较合适。子座过长会把孢子喷发完，那么这个虫体就是空的了，营养完全供给下面这个孢子了。如果说采拔后，孢子已经喷发完，像这样的虫草就不能药用了。

冬虫夏草的真菌子座中含有子囊，子囊内藏有孢子。当子囊成熟时，孢子会散出，再次寻找蝙蝠蛾的幼虫作为寄主，这就是冬虫夏草的循环。

子座过长，土中的虫体枯萎，药效成分就会减少。所以购买时，尽量挑选子座短的为宜。

在一般情况下，虫草的颜色和产地是有关系的，另外还与成长时间的长短有关。存放的时间越短越好，而且它的味道会更浓。

闻一下感觉味道腥浓；观察外观，看虫体呈亮黄色、饱满肥大，这种冬虫夏草是上等的。颜色深相比浅的好些。除此之外，还有一种办法判断冬虫夏草是否新鲜，就是看这折断面。

丁师傅：好的虫体折断面一般情况下是比较平坦的，而且断面黄白色里面比较实，也不发空，而且用手捏一下这个断面，稍微有弹性，这样的虫草最好的。

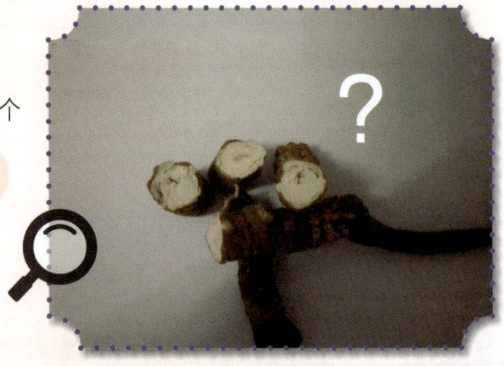

可是，从虫体断面上看怎么有一个不规则形状的小黑点呢？

丁师傅：这只是虫体的内脏，服用时不用多虑，而这也是判断真伪虫体的一个小技巧。虫草有20—30条的环纹，而且近头部这个部分是比较密的，往下面看，肚子这面，它的足是八对，近头部三对，中间四对，尾部一对，但是通常情况下，是以中部四对是最为明显的。

有十六个字可以概括冬虫夏草的证，这就是：

上草下虫，虫实草空，虫有纹足，草顶膀大。

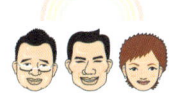 CCTV2 财经频道

便宜的 vs 价格高 的冬虫夏草，功效有多少差异呢？

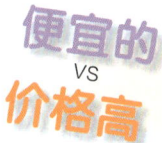

★ **冯兴中**
（北京世纪坛医院中医科主任）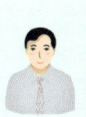

如果都是真正的药用的虫草，大小其实药理作用是一样的，没什么差距。如果送人的话，可以选择个头大一些、好看一些的，但如果自己用作保健吃是没有必要买贵的。

虽说大的冬虫夏草贵，小的便宜，但大的和小的冬虫夏草，其药效差异微乎其微。

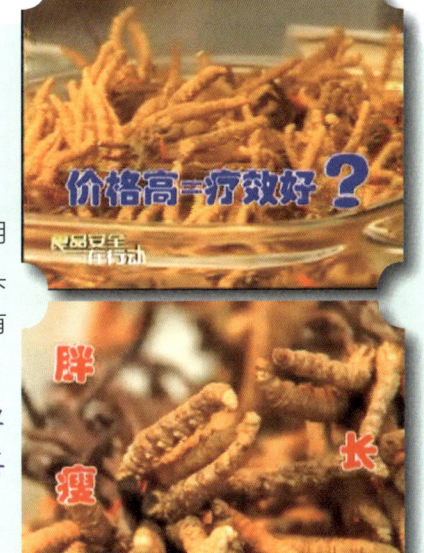

冬虫夏草该怎么保存呢？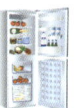

丁师傅：首先要进行干燥处理，然后装入食用塑料袋内进行密封、冷冻储存，这样也能保持时间长一些。

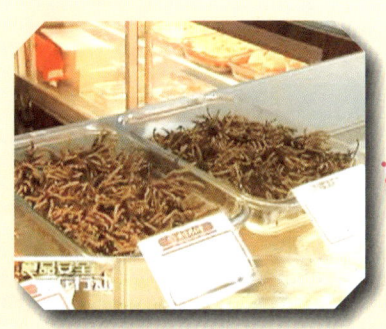

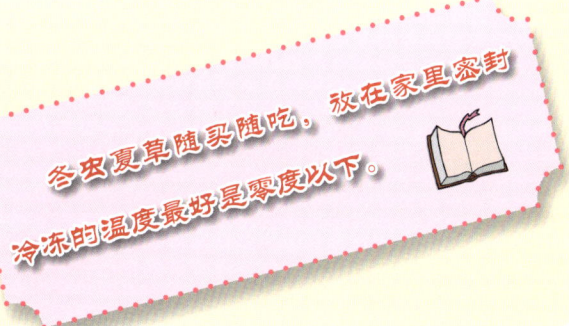

冬虫夏草随买随吃，放在家里密封冷冻的温度最好是零度以下。

冬虫夏草到底该怎么吃呢?

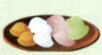 1.泡水的吃法

专家：一般情况，泡水食用大概有个4、5根就可以了。泡之前先用清水把虫草漂洗一下，目的之一是去灰尘，这样有利于健康。等水泡到颜色泛黄、泛棕色，且水的温度凉下来，适合你的口感温度的时候，就可以饮用了。一般泡6—10分钟就可以喝了。

在水的颜色最深的时候，营养是最丰富的。可以边喝边添水，等水的颜色呈白色的时候就不要再喝了，这时可将整根冬虫夏草吃掉。

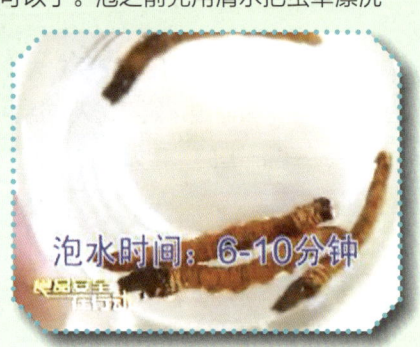

泡水时间：6-10分钟

 2.泡酒喝

专家：首先要选择酒的种类，一定要选用白酒，还一定要是粮食做的，而不是勾兑的。酒的度数建议根据个人体质的不同来选择，一般是40度左右。一般泡酒一个月后可服用。

如果是男性泡酒，还可以增加一些药物一起泡。虫草有补肾阳的作用，一般在泡虫草酒的时候，往往还要加一些其他的药物一块泡，比如杜仲。虫草和杜仲一块泡酒，补肾的作用可能更强一些。

对于每次饮酒的量，专家建议每次不要超过2两。从传统观点来看，早晨饮用效果可能好一些。

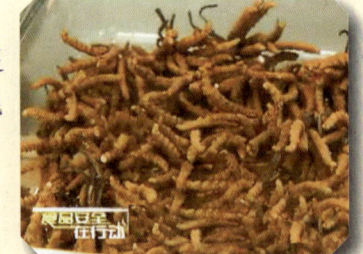

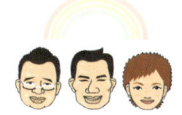

3.煲汤吃

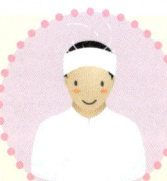

这是极力推荐的吃法,因为煲汤吃能使虫草达到最好的补养作用。

 专家:传统上,所有的中药都是通过煎煮,喝其药液来达到治疗和补养的作用的。煲汤的时候,一定要注意虫草和其他的原材料、食材,一块煲、一块炖。

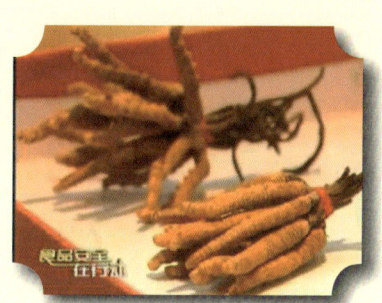

煲汤吃法的顺序是先喝汤,再吃食材,最后吃虫草。如果以治疗和调理为目,建议每次放虫草3克左右,而以一般保健为目的的,放4、5根也就可以了。

4.将冬虫夏草磨成粉,用温水冲服

这种食用方法,每次可食1—2克。对于想要便于携带的,可将粉装入胶囊,每个胶囊中的药粉大概是0.3—0.5克,建议每天吃5粒左右。

看来,小小的虫草里可是藏着大学问啊,真不愧为中药材中黄金。对于选购,冯主任还给了一些建议:

● **最后,需要提醒大家**:虫草越新鲜,其疗效越好。一般来说,连续服用3—5个月,它的效果才能真正显现出来。如果家庭购买之后,一定要做到有计划的服用。家里要是有便利的储存条件,一般储存期不要太长,不要超过两年。

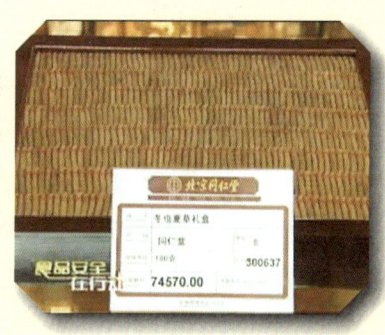

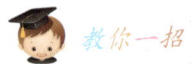 教你一招

蔬菜农药残留怎么去

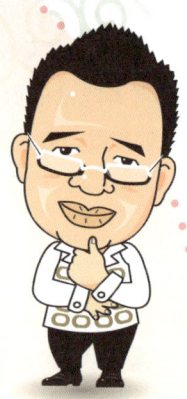

主持人：

曾经有一个流传很广的说法，说是买菜的时候，要买有虫眼的，少买没虫眼的，理由是，有虫子咬过，说明这菜上面没有农药，而没有被虫子咬过的，十有八九是农药残留得太多了。对于这个说法，仁者见仁、智者见智，不过，起码能说明一点，那就是大家都非常关注农药残留。

什么样的蔬菜没有农药残留？哪里买来的蔬菜最安全？从种植基地到批发市场，从超市到餐桌，怎样把关才能最大限度地减少安全隐患？

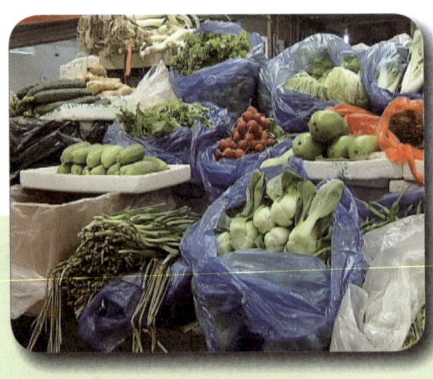
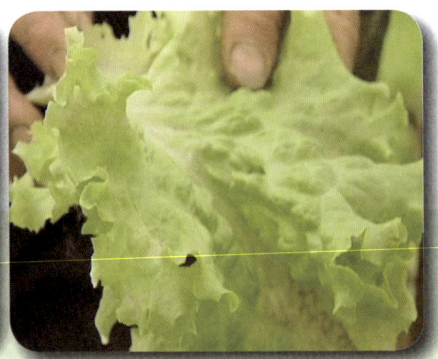

我们先一起来看看消费者平时都是怎么洗菜的。

- 消费者1：先用清水泡半个小时，然后再用淘米水洗菜。
- 消费者2：习惯于买有机蔬菜。用盐水浸泡买来的菜。

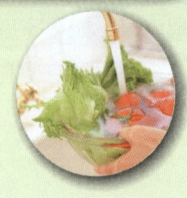

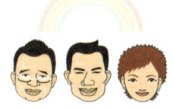

> 蔬菜真的离不开**农药**吗？蔬菜在种植过程中到底要上**多少**农药？

　　经实地走访，菜农介绍说打农药是为了防止蔬菜病虫害，这是在蔬菜种植过程中必须要做的，只是要控制打农药的量。此外，还有绿色、无公害蔬菜。这类菜在种植过程中完全不使用农药，为防止虫害，有些使用黄色粘虫板来诱杀虫害。

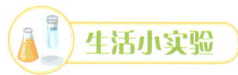   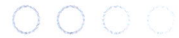

> 到底我们平时买的蔬菜里有没有**农药残留物**？有多少？

　　消费者1在小区的便利店购买了新鲜的胡萝卜和西兰花；消费者2在大型超市购买了绿色、无公害蔬菜品种豇豆和黄瓜；消费者3在街边菜市场购买了圆白菜和菠菜。
　　大家带着购买的蔬菜来到北京理化分析测试中心，请专家对蔬菜是否含有农药残留进行检测。

　　试验目的：检测从不同市场买回的蔬菜，农药残留是否超标
　　试验方法：酶抑制法
　　检测仪器：96通道农药残毒快速检测仪器

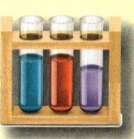

● 第一步：取样称重
　　试验的第一步是要取样称重：检验员把六个蔬菜品种分别编号取样，切下每一个样品中的一小部分放在计量器上称重量，以保证所取的每一个样品重量是相等的。

　　★ 杜美红（北京市理化分析测试中心副研究员）

　　首先要称量样品，取它代表性的样品来进行称量，这个就是一个定量的过程。例如：黄瓜一般是表皮的农药残留比较多，所以我们要取它的皮来进行检测。

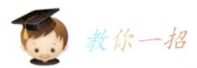

第二步：加萃取液

试验的第二步是要加入萃取液：检验员把六个称重后的样品分别放入编好号的试验瓶里。然后，在样品当中加入同等量萃取液，让蔬菜中可能含有的农药成分充分浸泡出来。

杜美红：其实这个溶液就相当于是盐溶液。所以大家在洗菜的时候稍加点盐进行浸泡，这样就能把农药"泡出来了"。

第三步：浸泡溶解

试验的第三步是要让蔬菜在萃取液中浸泡溶解：检验员把六个样品分别加入萃取液浸泡15分钟，里面可能含有的农药成分才能充分溶解。

杜美红：就是经过这15分钟，农药就会被"浸泡出来"。然后，再对溶液进行检测。

第四步：加入酶反应试剂

试验的第四步是要在溶液中加入酶反应试剂：检验员依次往试剂盒里的每个样品中加入了酶试剂以检测酶对农药残留物的抑制效果。

第五步：振荡反应

试验的第五步是进行振荡反应：检验员将酶试剂反应后的样本放入仪器中进行振荡反应，最后读取结果。

样品振荡3分钟后，实验结果出来了。

实验结果表明：这六种蔬菜农药残留检验指标均低于国家规定的农药残留限定值50%的标准，农药残留指标均合格。

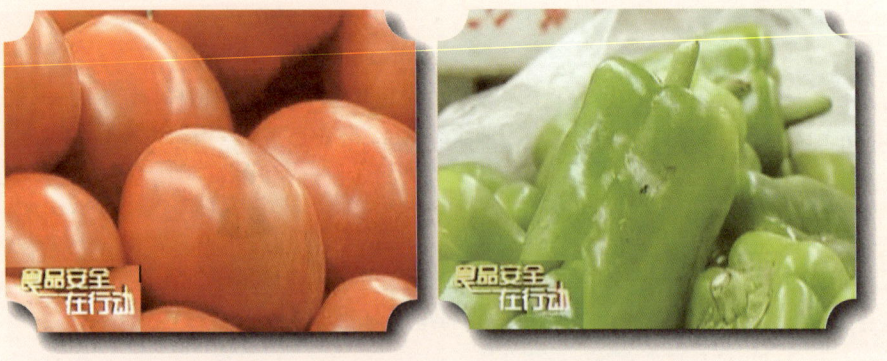

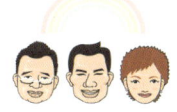

★ 陈瞬琮（北京市理化分析测试中心副总工程师）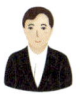

通过检测，所有的检测结果都是令人满意的，农药残留都在限定值以下，因此我们现在蔬菜市场的产品是安全可靠的，大家可以放心吃。

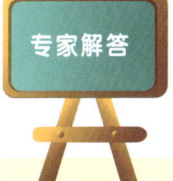

★ 刘清珺（北京市理化分析测试中心主任）

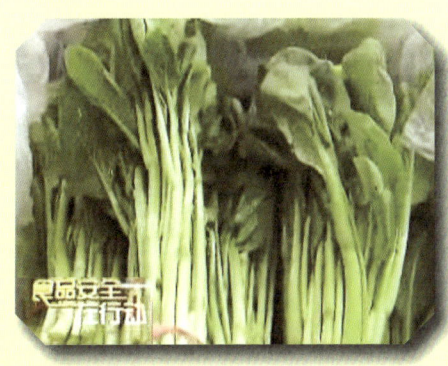
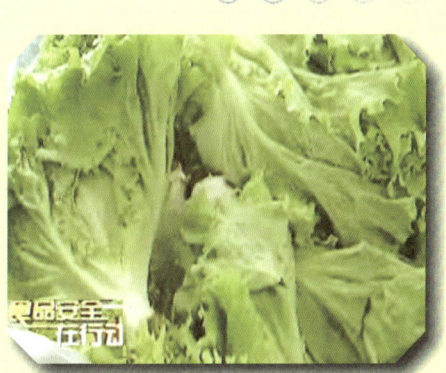

果蔬有农药是正常的。农药残留不超标就是可以食用的。所有的销售渠道都是经过批发基地的。对于北京来说，北京市的批发市场也都是纳入了监管体系。实际上，即使农药不超标，也应该花一些工夫把它洗干净，这也是对自己的一些保护。

源头种植地有农民的自检，蔬菜批发市场有流动的快速检验车，零售市场，北京市的相关部门会委托北京市理化分析测试中心对蔬菜进行抽样测试，有了这方方面面的保障，老百姓不必过分担心农药残留了。然而，虽然合格的蔬菜产品上的农药残留指标都在国家规定的限定值以下，但毕竟还是有微量的农药残余，把蔬菜洗干净了再吃，更能保护我们的健康。

 教你一招

怎样清洗蔬菜才能更好地去除农药残留呢？

日常生活中，消费者清洗蔬菜的时候一般会采取怎样的方式呢？有的认为叶子多的菜要用盐水或者温水多泡一段时间；有的认为应该用清水多泡一会儿；有的认为用淘米水先泡一泡再用清水洗；还有的认为要用洗洁精、碱水以及热水焯等方式清洗蔬菜。究竟这些清洗蔬菜的方式对于去除农药残留有没有效果呢？我们再做一个实验。我们以油麦菜为例。

试验样品：把油麦菜人为添加40%的甲萘威农药残留
试验目的：检测哪一种清洗蔬菜的方式对于去除农药残留最有效果
试验方法：酶抑制法
检测仪器：96通道农药残毒快速检测仪器

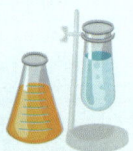

检测人员选择了沸水焯、盐水浸泡、碱水浸泡、淘米水浸泡、洗洁精浸泡、清水淘洗三次、清水浸泡七种清洗蔬菜的方式进行对比实验，看哪种方式对于去除蔬菜中的农药残留最有效果。

检测员先把人为添加40%甲萘威农药残留的油麦菜样品分别放在不同的溶液里，浸泡一小时后，分别取样，称重，加入萃取剂，溶解15分钟后，提取溶液样品进行振荡，3分钟后，实验结果出来了，检测员通过分析比对得出最终测试结论：

检测结果表明，这七种清洗蔬菜的方式对于去除农药残留都有明显效果。同等条件下，水洗三次的方式对于去除蔬菜中的农药残留效果最好，其次为碱水浸泡和清水浸泡，其余几种方式效果差别不明显。

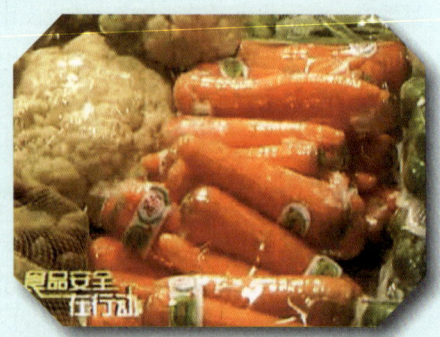

192

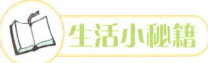 **生活小秘籍**

　　正确清洗蔬菜对于去除有害物质、保持蔬菜营养、维护人体健康有十分重要的作用，蔬菜种类不同，采取的清洗方式也不一样：

　　一、叶类蔬菜，如菠菜、油菜、小白菜等，因为叶子面积大，在种植过程中沾染的农药残留等有害物质也比较多，一般先用水冲洗掉表面污物，然后用清水浸泡，浸泡时间不宜过长，浸泡10分钟为宜；像卷心菜、白菜等蔬菜则需剥开，一叶一叶地用水泡洗。

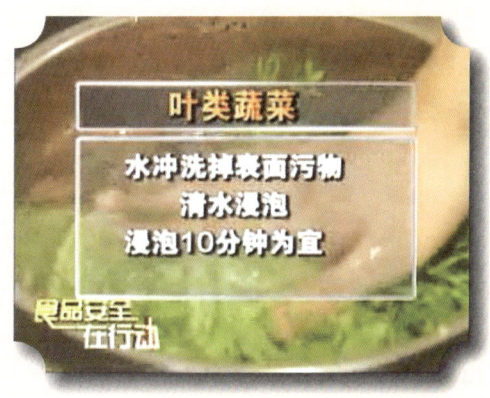

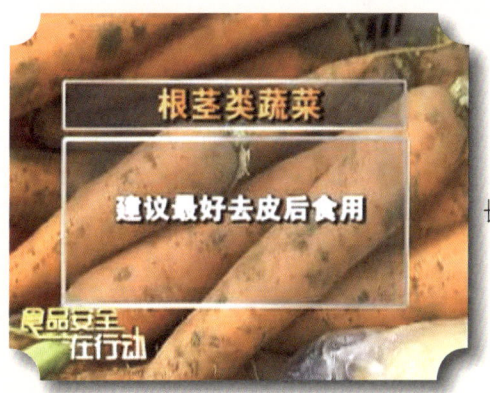

　　二、根茎类蔬菜，如土豆、胡萝卜等因为长在地底下，建议最好去皮后食用。

　　三、果实类蔬菜，如黄瓜、西红柿、青椒等，可以用符合卫生标准、有质量保证的洗洁精清洗，并用柔软的小刷子刷洗蔬菜的凹凸处，再用清水冲洗即可，如果不放心，也可以去皮洗净。

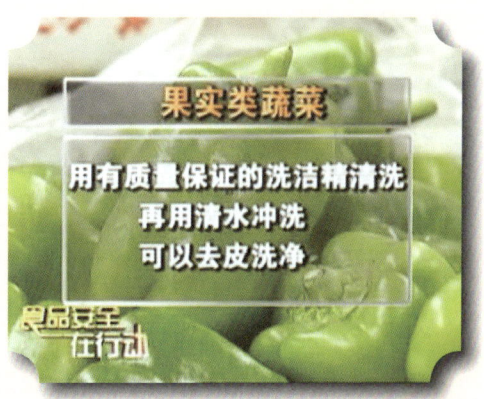

四、含草酸多的蔬菜，如芹菜、菠菜、菜花等，建议用开水烫一下，一方面经过开水消毒处理清洁作用更佳；另一方面，开水焯则能去除蔬菜中过多的草酸，而人体吸收草酸过多会导致结石。

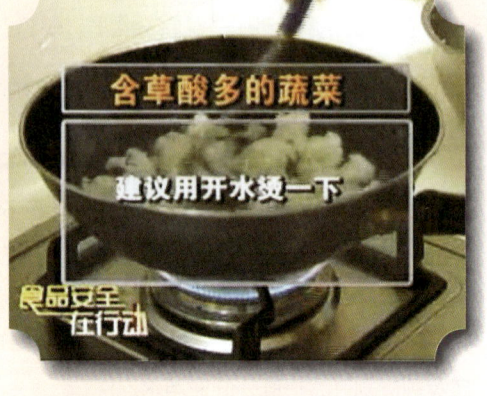

五、不易腐烂的蔬菜，如冬瓜、南瓜等可以适当放置一段时间，因为蔬菜在空气中放置24小时，一些残留农药能够分解成对人体无害的物质，紫外线光照，也可以使蔬菜中部分残留农药分解、失活。这样食用起来就比较安全了。

 **本期精粹**

农药残留影响每一位消费者的身体健康。一棵蔬菜，从田间地头到每家每户的餐桌，要经历多个环节。对于食品安全而言，每个环节都不容忽视，普通消费者不管多么重视农药残留，他所具备的专业知识和可以投入的精力毕竟是有限的，在把关农药残留方面，还得有赖于我们专业的监管部门。

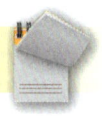

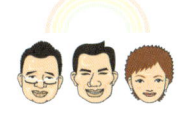

怎么洗小西红柿

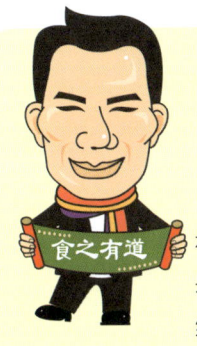

主持人：

随着天气变热，不管是水果店，还是蔬菜摊位上，我们都能看到圣女果的身影。圣女果也被老百姓们俗称为小西红柿。它的维生素A的含量在果蔬中不但是佼佼者，它还含有丰富的维生素C和维生素P，在人们眼中这种小西红柿既是蔬菜也可以把它拿来充当水果吃，所以一到夏天它就特别受老百姓的青睐，绝对是物美价廉的选择。

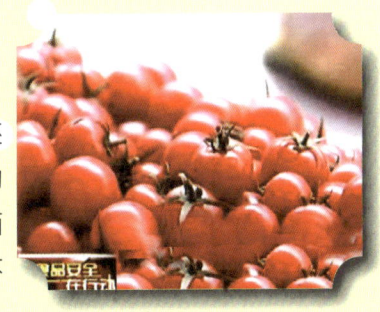

拿来生吃的水果蔬菜人们往往最担心的就是如果它里面有残留的农药怎么办？大家都知道吃西红柿我们可以去皮吃，可吃小西红柿我们就只能连皮一起吃了。不同的蔬菜水果有不同的清洗方法，那这种看起来表皮很光滑的小西红柿要如何去清洗呢？

我们发现,消费者清洗小西红柿的方法多种多样，有些人觉得果蔬洗剂好；有些人认为清水冲冲吃就行；有的还说得用碱水洗更干净；有的吃法更谨慎说要先拿热水抄一下，甚至还有用面粉洗的，真花样百出啊！

那到底要怎么洗哪种清洗方法才最有效呢？现在我们就从中选出四种比较常用的清洗方法来做个实验，看看结果会如何呢？

195

 教你一招

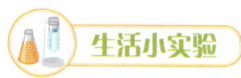 生活小实验

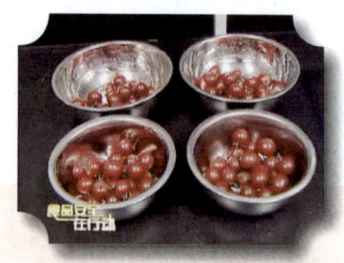

在北京市理化分析测试中心，检验员在小西红柿上喷洒上一种叫毒死蜱的农药，使得这些小西红柿上的农药含量平均值在0.088mg/kg左右，然后把它们制作成实验标本。

毒死蜱是一种中等毒性的有机磷杀虫剂，它被普遍用于蔬菜水果和一些农作物中，有防治虫害的作用。虽然农药种类还有很多，但考虑到毒死蜱本身是一种非常广普的杀虫剂，所以我们选毒死蜱来做这项实验。

接下来，检验员把小西红柿分成四等份。第一份用清水泡洗，第二份在水中倒入适量的果蔬洗剂浸泡，第三份用70摄氏度的温水洗，第四份在水中撒入适量的食用碱面。在分别浸泡5分钟之后，将其取出来做最后冲洗，之后再放入搅拌机捣碎。

在小西红柿被榨汁机打碎之后我们发现，用清水和果蔬洗剂洗泡洗的小西红柿颜色前后没有很大变化，而用温水和碱水泡洗过的小西红柿颜色明显要比捣碎之前粉许多，而且里面还出现了大量的气泡。

 这个现象会和去除农药量的多少有直接关系吗？

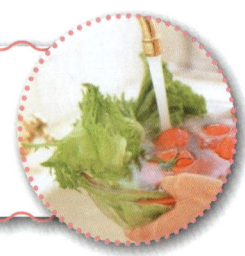

然后，检验员从被搅碎的小西红柿中分别提取样本25克放入玻璃容器中，在每个称好的样本容器中分别注入50毫升的农药提取液。

最后，实验结果出来了：用清水洗的小西红柿农药剩余含量是0.028mg/kg；用果蔬洗剂洗的小西红柿农药剩余含量是0.034mg/kg；用温水泡洗的小西红柿农药剩余含量是0.037mg/kg；用碱水洗的小西红柿农药剩余含量是0.032mg/kg。

拿这些试验室检验数据来排序的话，清洗小西红柿农药效果排名第一的是用清水；第二是碱水；第三是果蔬洗剂；第四是温水。
四种方法相比之下实验室的检验结果居然是用清水洗的最干净。

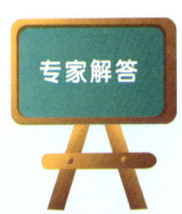

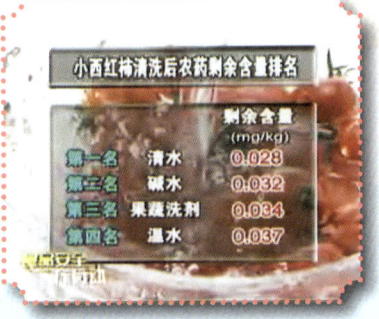

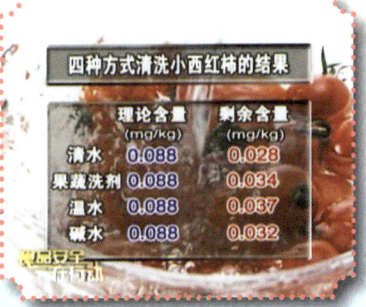

在洗小西红柿的时候除了清洗它光滑的表皮，最让人们充满疑惑的就是清洗时小西红柿顶端的蒂是带着洗好还是摘掉泡好，应该什么时候去掉它呢？

在这个问题的调查中，绝大多数的消费者认为清洗时不能先去蒂。

专家告诉我们，在清洗小西红柿的时候还是不要先把它顶端的蒂去掉。如果小西红柿在去掉蒂后泡洗的话，水中的物质很可能会从它的顶端小孔中渗透进去，造成二次污染。专家给予的建议是，最好在泡洗之后再去蒂，去蒂之后可以用清水再冲洗一下。

生菜该怎么洗

主持人：

四季中就属夏日的水果蔬菜最丰富多样，让人们食欲大增。蔬菜中有不少可以拿来生吃的品种，那如果洗的不够干净就很容易引起身体的不适。生菜是夏季人们最常吃的一种菜。

生菜，这个字眼对于每个人来说都不陌生，用它不但能烹制出许多美味的菜肴，还可以拿来涮火锅，甚至我们在做凉菜的时候，很多人都会想到它。瞧！从名字我们就不难看出，生菜算是最合适生吃的一种蔬菜啦！

生菜有消除多余脂肪的作用，是一种非常不错的减肥食品。但是不同的蔬菜水果有着不同的清洗方法，那生菜在生吃之前用什么样的办法清洗，吃起来才能更安全更健康呢？

对于如何洗生菜，消费者有着不同的看法，多数人选择用盐水泡洗，一些人觉得用清水冲冲就可以了，也有人认为用淀粉水浸泡清洗更有效，还有的家庭会选择用淘米水来清洗蔬菜，因为这样既能去除蔬菜上的农药残留，还能废物利用。

到底哪种清洗方法去除农残更有效呢？现在我们就用几种清洗方法来做个实验看看结果会如何呢？

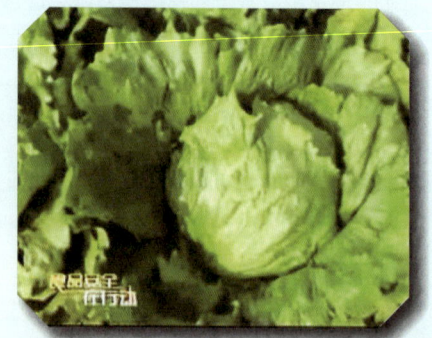

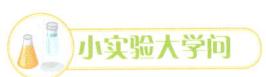 **小实验大学问**

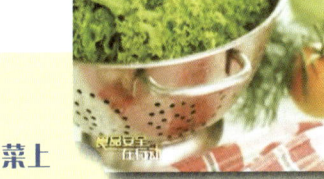

在北京市理化分析测试中心，技术检验员在生菜上喷洒上一种叫毒死蜱的农药。

为什么要用毒死蜱呢？ 原来，毒死蜱是一种中等毒性的有机磷杀虫剂，它被普遍用于蔬菜水果和一些农作物中，有防治虫害的作用。虽然农药种类还有很多，但考虑到毒死蜱本身是一种非常广普的杀虫剂，所以检验人员决定用"毒死蜱"来做这项实验。

检验员给生菜表面喷洒上毒死蜱。经计算，生菜上的农药含量平均值为0.088mg/kg。

然后把这些生菜分成四等份。第一份用清水泡洗，第二份在水中撒入适量的淀粉浸泡，第三份用淘米水洗，第四份泡在盐水里。浸泡5分钟之后，再把生菜分别取出来用流水冲洗，放入搅拌机捣碎，做好四种清洗方法的标记，装入袋中。接下来，检验员分别从四个小袋中取出25克生菜放入玻璃容器，往每个容器中分别注入50毫升的农药提取液。

两天后，结果出来了：

用清水浸泡清洗的生菜农药剩余含量是0.043mg/kg；用淀粉水洗的生菜农药剩余含量是0.025mg/kg；用淘米水洗的生菜农药剩余含量是0.027mg/kg；用盐水的结果是0.047mg/kg。

平均值	0.088mg/kg
清 水	0.043mg/kg
淀粉水	0.025mg/kg
淘米水	0.027mg/kg
盐 水	0.047mg/kg

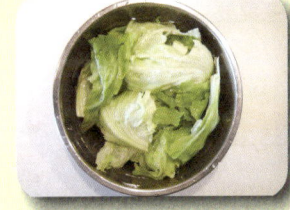
清水

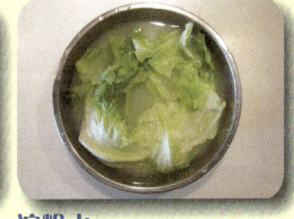
淀粉水

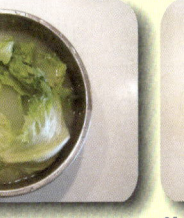
淘米水

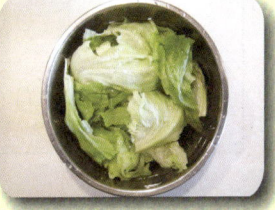
盐水

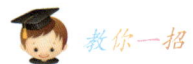

教你一招

○○○○○

　　给这些试验室检验数据排个序——清洗效果排名第一的是淀粉水；第二是淘米水；第三是清水；第四是盐水。最终，实验室的检验结论是：针对使用过毒死蜱农药的生菜，用淀粉水浸泡并清洗效果比较好。

○○○○○

▶ **除了用哪种方法清洗生菜效果更好外，在洗菜时大家还有什么疑问和困惑吗？**

　　经调查，消费者对洗菜的时间应该多长才合适存有不少疑虑。洗的时间短了怕洗不干净，泡的时间长了又怕流失了营养。当然，最让消费者担心的还是，如果泡的太久被泡出的来的农药又反渗进去怎么办？

　　那么，洗菜时间多久比较合适？泡出来的农药还会再泡回到蔬菜中吗？

　　针对洗菜时间这个问题，我们又做了一项试验。检验员把两份喷洒了毒死蜱农药的生菜，分别浸泡在等量的盐水中，一份浸泡5分钟，另一份浸泡35分钟。

　　试验结果显示，用盐水浸泡5分钟后的生菜，农药残余量为0.047mg/kg；而浸泡35分钟后，生菜的农药残余量则又少了些，为0.034mg/kg。可见，用盐水浸泡35分钟的生菜要更干净一些，同时也说明并没有出现农药反渗现象。

平均值	0.088mg/kg
5分钟后	0.047mg/kg
35分钟后	0.025mg/kg

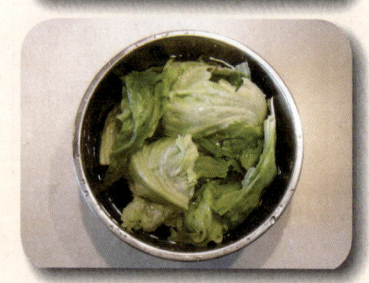

5分钟

35分钟

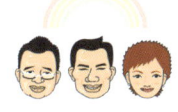

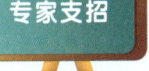 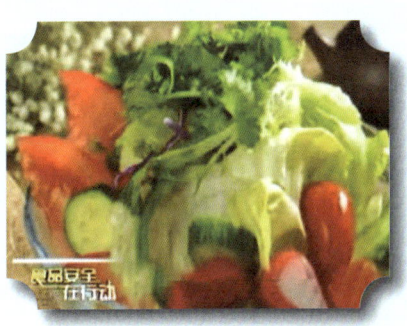

检验人员告诉我们，大家常用的盐水、淘米水、流水冲洗，对于去除农药残留都有效果，只是，针对不同的农药和不同种类的蔬菜，效果略有差异。

关于清洗蔬菜，专家给出了几点小建议：

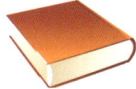

▲第一，生菜泡得久虽然会更干净，但它有可能会造成其中一部分营养成分流失，所以清洗生菜，时间还是要适度才好。

▲第二，生菜最好是完整地浸泡在水中，不要切碎之后再浸泡，否则，泡出的农药可能会随着菜叶的切口再次渗进去。

▲第三，如果想清洗得更干净，浸泡生菜之前可以先用流动的水冲洗一下菜叶表面。

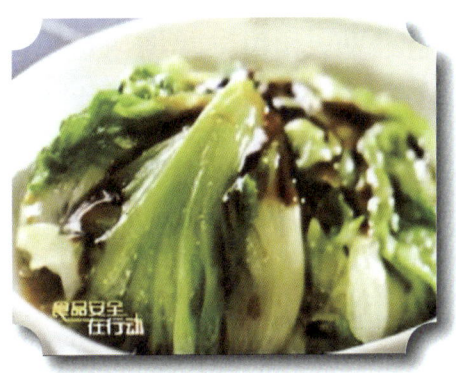 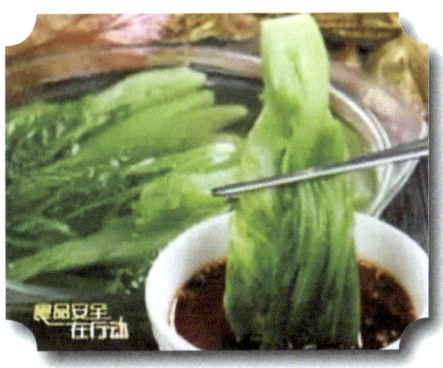

201

教你一招

美味草莓怎么选

主持人：

有人说草莓是最漂亮的水果——那种鲜红真是舍我其谁；也有人说草莓是最娇气的水果——碰不得、压不得；还有人说草莓是最不经放的水果——早上买的，傍晚再吃味道就差了些。大家的这些议论还真是概括了草莓的几大特点。那么，从购买到清洗、到存放，小小的草莓藏着多少文章呢？

目前，市面上草莓的品种真是不少，比如：奶油草莓（长圆锥形，颜色鲜红，表皮平滑光亮）、丰香草莓和佐贺草莓（短圆锥形，颜色偏橙红色，表皮也略有粗糙）、达赛草莓(大小不一，什么形状都有，颜色暗红，表皮较硬而且粗糙)。

这些品种各异的草莓，到底哪种好吃呢？

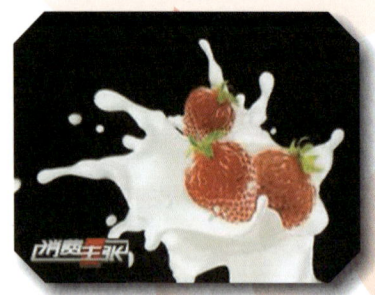
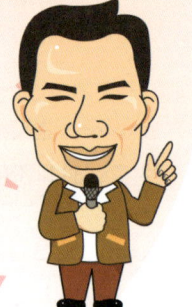

消费误区

➤ 有人说，**奶油草莓之所以吃起来香甜，是用牛奶浇灌的！**

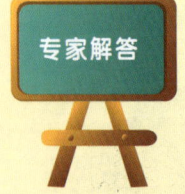
专家解答

农业大学的专家说，实际上没有奶油草莓这个品种，市场上卖的所谓奶油草莓主要是指章姬草莓。这个品种的特征是口感偏甜、风味特殊，被老百姓俗称为"奶油草莓"。

★ 冯双庆（中国农业大学食品营养与工程学院教授）

牛奶里头80%是水分，蛋白质只有3%左右，而且有一些矿物质，还有糖等等。我们知道，植物吸收养分和人是不一样的，它不能够直接吸收大分子，比如说蛋白质或者一些糖。所以，牛奶草莓是牛奶种出来的，或者说是喝牛奶长大的这个说法是不对的。

我们吃的草莓是一个假果，草莓的真正果实是这些附着在表皮层的小颗粒，叫做瘦果。这些瘦果有的是凸出来的，有的是凹进去的，还有的是和表皮相平的。

▶ **不同形态的瘦果是否会影响到草莓的口感呢？**

专家：这个跟口感没什么太大的关系。一般我们说平的草莓，指瘦果跟它表面是平的，这种比较耐压、容易保存。

如果草莓表皮的瘦果与表皮相平，这种草莓就更耐压。

▶ **草莓的口感主要取决于草莓的品种。那么，在同一品种的草莓中，又该如何挑选呢？是不是越大的越好吃呢？**

专家：我们吃同一个品种的果子，就挑中等大小的。因为，个头很小的还没长成，肯定不好吃；个头过大的，比如说细胞膨大太快了，可能不够甜，所以一般我们挑中等大小的。

在市场上，还有形状不规则的畸形草莓和中间空心的草莓，它们又是怎么回事呢？和膨大剂有关吗？

专家：大家不用担心草莓的形状。畸形草莓的形成，是因为它的生长过程中，水分或阳光过于充足，长得太快所致，不一定使用膨大剂。

至于说空心草莓，原因有多样。第一，由于草莓的品种不同，有的中间的髓非常紧实，有的会有一个小的裂缝，有的会稍稍有一个空，这是它的品种特点。第二，跟栽培措施有关系。比如说，在生长过程中，草莓的外皮层分裂膨大太快了，如果水分不够的话，那么中间就会形成一个裂口，因此草莓就裂开。所以，有裂口的草莓并不是因为用了膨化剂了。

草莓一定要应季吃，提早上市的草莓就很有可能会使用催熟剂或膨大剂。

挑选草莓的小窍门

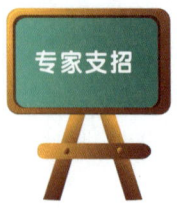 专家支招

 **方法一** 看叶柄和萼片

专家：要判断草莓的新鲜度，第一就看它的叶柄，叶柄应该是绿的，不要有干枯，应该是很鲜的；另外就是萼片。我们说的萼片有两种，一种是很平的、贴在果子上面的，也有一些是翘翻的。不管是哪一种形状，它的颜色都应该是绿的，不应该干枯了，应该是鲜的。

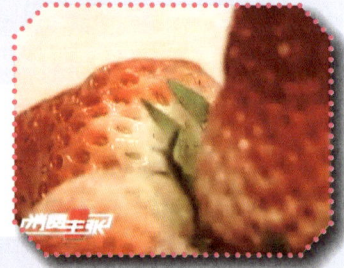

 **方法二** 看红色多少

专家：颜色应该是起码3/4的草莓都要着色，就是说有一点点白的没关系，因为有的地方常常被萼片盖住，所以颜色不会很红。挑选草莓并不是说越红的越好。

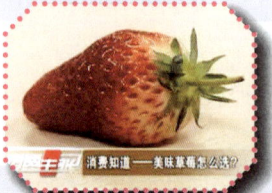

 **方法三** 看亮度

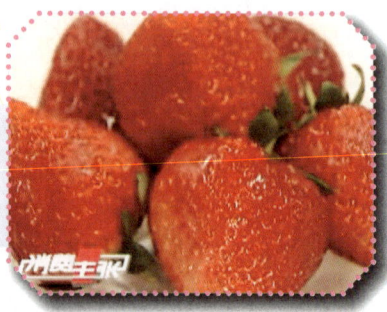

新鲜的草莓光泽比较好。

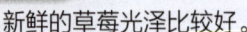 **方法四** 硬的草莓比蔫的新鲜度高

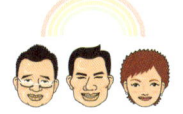

▶ 学会了如何挑选草莓，那么，买回的草莓又该如何**清洗**呢？

专家：首先，萼片我们不能把它揪掉。因为一旦扯掉萼片，草莓这个地方就会有一个伤口，在清洗的时候可能会受到一些污染。第二，可以先用流动的水冲一下，去掉表皮的灰尘等。然后，要用盐水泡。泡的时间是非常关键的。因为草莓中含有花青素，它溶于水，长时间的浸泡不但会影响草莓外观，而且会让花青素流失，所以浸泡时间不要超过5分钟。至于盐水的浓度，这个根据容器的不同而不同，但只要尝起来有淡淡的盐味就可以了。

相对来说，清洗草莓时，用果蔬清洗剂不如用盐效果好。因为用果蔬清洗剂洗草莓，容易破坏草莓的果肉组织，而且草莓的皮很薄，用了果蔬清洗剂之后，很难冲洗干净清洗剂的残留。当然，即便是用盐水洗，也是尽量浸泡，不要翻洗。

因为草莓皮薄易损伤，所以建议大家最好是吃多少买多少。可是，如果一顿吃不完，剩下的草莓又该如何保鲜呢？

专家：这里教大家一个方法。把草莓放在一个容器里，用这个塑料袋把它套起来。套上以后，把这里头的气体赶出来，最后把口封上。封好口的草莓放入冰箱冷藏室，温度在零度最为适宜。像这样，草莓可以新鲜地放上一个星期。

本期精粹

用果蔬清洗剂洗草莓不如用盐，洗的时候不要翻动，用盐水浸泡5分钟后再吃，当然，浸泡时间长了也不行，方法得当的话，草莓也可以保存一个星期而味道基本不变。为了追求最佳口感，咱们还是吃多少买多少。

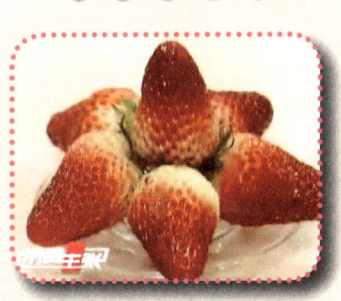

 教你一招

"韭"色迷人

主持人：
之前，在河南南阳发生了一起十位市民因误食了农药残留的韭菜中毒住院的事情。这件事情让消费者对吃韭菜产生了顾虑。韭菜到底应该怎么挑选？什么样的韭菜是安全的？

 消费者观点

选购韭菜，有人说颜色深的比浅的好，细的比粗的好，还有人说头茬韭菜是最新鲜、最好吃的。

洗韭菜的方法更多种多样了，有人说把根切掉拿水泡一泡，有人说用碱水洗，有人说用清水洗，还有用洗洁精、淘米水洗等等。

颜色深的韭菜营养高。

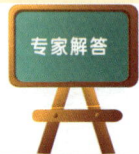 **专家解答**

韭菜的深浅高矮跟种植的密度、水、温度和管理有很大关系。韭菜种得密集，颜色就会浅些，长得也比较高；如果叶温比较低，光照比较充足，温差比较大，种出的韭菜也能形成又宽又绿的这种韭菜。

口感上讲，品质好的韭菜吃起来比较嫩，含水量比较低的韭菜，味道就会比较香浓。颜色深的韭菜营养相对高些。

农药残留和颜色的深浅、韭菜叶的宽窄有关吗？

专家：没有直接关系，但是因为含有有机磷农药，灌上以后能使韭菜造成一种又宽又绿、又黑又绿的情况。但是两者之间不一定有直接的关系。

因为韭菜的根部最容易长韭蛆，导致韭菜烂根，所以，给韭菜打农药，不是往韭菜叶子上喷药，而是把药直接下到土壤中。在韭菜收割的前十几天，应该停止给韭菜喷洒农药，让韭菜中的农药慢慢挥发掉。韭菜叶的颜色深浅、胖瘦和农药的多少没有直接的关联。

韭菜的粗细和品种有关。有的品种就是偏细一些，有的品种就宽一些，因此，跟是否使用农药和使用农药的多少没有关系。通过栽培的手段，比如说韭菜同样是一个品种，也可以让它细，也可以让它粗。

韭菜的白根和紫根又是怎么回事呢？

专家：紫色根的韭菜不一定就是头一茬。这个颜色主要是跟环境温度关系比较大，但是头一茬（比如春季的头一茬）韭菜，其紫根的机会比较多一些。

韭菜根部的颜色与韭菜的生长季节和品种有关，之所以根部会变紫，实际上是花青素的反应。天气越冷，越容易出现紫根的现象。

春季的头茬韭菜品质是最好的，因为初春的气候非常适合韭菜生长。另外，买韭菜时尽量选择稍微矮一些的，不要选择颜色太浅的、个头过于高大的韭菜。

不要选颜色浅个头大的韭菜。

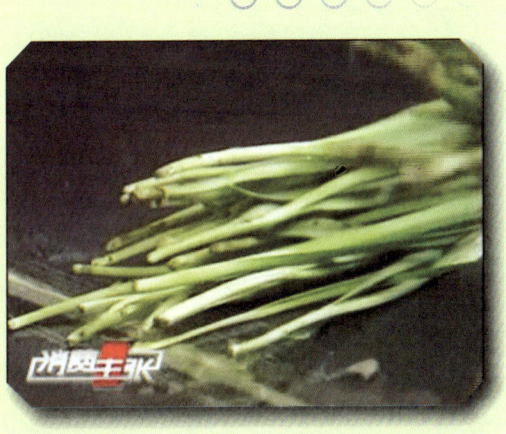

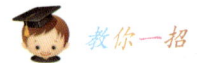

 小实验大学问

因为特殊的种植方式，韭菜的农药残留比其他的蔬菜要相对大一些，所以清洗韭菜这个环节比较重要。可是，哪种清洗方法更有利用清除农药残留呢？

来到实验室，负责检测的化验员告诉大家，淘米水清洗对洗掉农药残留物没有任何效果。所以这个方法被最先排除了。

然后，检验员把韭菜分成三份。第一份韭菜不清洗，第二份韭菜在盐水中浸泡5分钟，第三份韭菜用果蔬清洗剂浸泡5分钟后清洗。

接着，化验员用搅拌机把这三份韭菜分别打碎，从每样里提取出25克进行化验。

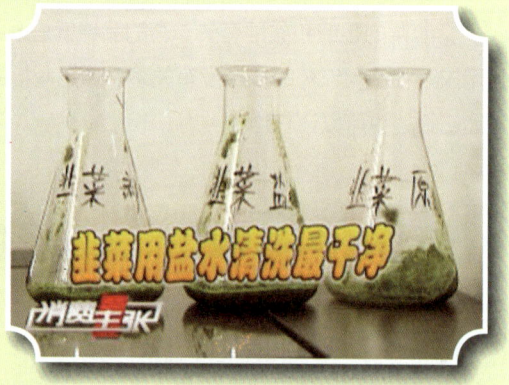

两天之后检验结果出来了。经过检验，原韭菜的农残含量是0.15，用果蔬清洗的农残含量是0.13，用盐水泡洗的是0.09。盐水洗的最干净。

经过化验和对比，实验室检测出的结果是用盐水泡洗的方法对去除农药残留最有效。

 蔬菜的清洗误区：

生活中，不同的蔬菜水果要用不同的清洗方法，像西红柿、黄瓜这样直接可拿来生吃的蔬菜可以用淡盐水多泡一些时间；但是像叶类的蔬菜，很多人为了让它们洗的更干净往往会切碎了去清洗，其实这是非常错的方法。叶类蔬菜，特别是卷心菜白菜，它的农药基本上是残留在叶子外表面，只需要用清水对冲洗外层就可以了，切碎它泡洗反而会使叶子上残留的农药了进入里面造成污染。

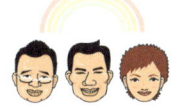

优质腐竹什么样

主持人：

腐竹，很多人都喜欢吃，它具有浓郁的豆香味，同时还有着其他豆制品所不具备的独特口感，营养也不差。您知道怎样挑选腐竹吗？优质腐竹有什么特点、吃的时候又有哪些注意事项呢？

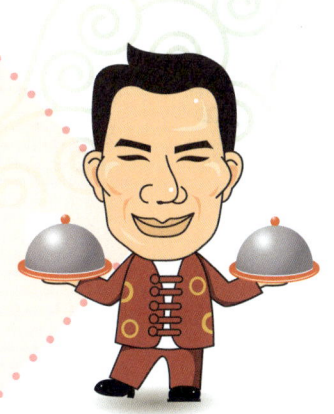

 食品安全事件

2011年4月，广东省韶关市警方联合质监部门对一家地下腐竹加工厂进行突击检查时，发现有不法分子非法利用有毒的化工原料进行腐竹生产。执法人员当场查获禁用添加剂"吊白块"10.4公斤、工业硼砂119.8公斤，已去壳的黄豆560公斤。检验报告显示，该厂生产的腐竹的"吊白块"检出结果为37mg/kg，"硼砂"检出结果为2741mg/kg。

近年来，根据北京市工商局每周公布的食品类质量检测结果显示，多个生产厂家的腐竹也因为非法添加吊白块和硼砂而被责令退市。

其实早在2003年，河南省许昌市河街乡一些不法生产者在腐竹的生产过程中违法添加吊白块的事情就被媒体曝光过。

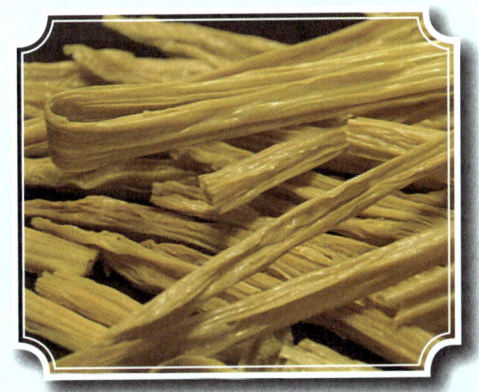

> 吊白块究竟是一种什么物质？
> 为什么在腐竹的生产加工过程中，一些人要添加吊白块呢？

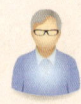

★ 何计国（中国农业大学食品科学与营养工程学院副教授）

吊白块是一种化学物质，叫甲醛次硫酸氢钠，它是一种在食品上能够分解出来释放甲醛的一个成分，而甲醛是一个特别强的氧化剂，能把腐竹里这些有颜色的胡萝卜素氧化成没有颜色，这样腐竹看起来就很白。

不法生产者之所以在加工腐竹的过程中非法添加吊白块，实际上就是为了使腐竹看起来卖相更好，吃起来韧性十足。但是，吊白块对人体危害很大。

之所以我们把某类物质列入非法添加或者没有列入添加剂，原因在于其毒性相对于其他的食品添加剂要大得多，比如说会涉及人体肾脏的毒性，或者严重的对神经系统伤害，导致双目失明，导致下肢瘫痪甚至死亡的都有。所以，能释放甲醛的这种成分我们肯定要把它列入一个非法添加的名单里去。

除了吊白块，一些不良生产者为了让腐竹口感柔软蓬松，生产加工时还会使用另一种物质——硼砂。硼砂是一种既软又轻的无色或白色结晶物质，毒性较高。

硼砂对器官也会有一些毒性，比如肾脏，肝脏的一些毒性。另外，有一些报道说，食用大量的硼砂，可能对神经系统也有一定的伤害。所有的化学物质都要在肝脏代谢，肾脏排出体外，它必然会加重肝脏肾脏的负担，都是那种慢性的退化性的病变或者慢性伤害，还是有的。

正因为吊白块和硼砂属于禁止添加的物质，对人体有害，北京一些超市除了要求厂家出具检测报告外，还在工商局的指导下设立了检测中心，对入场的食品进行必要项目的检测。

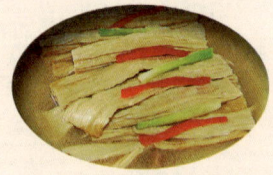

对于消费者而言，如何挑选到优质的腐竹？腐竹的营养有哪些呢？

有的消费者认为淡黄色的腐竹令人放心，有的认为颜色深的不新鲜，有的喜欢不太干的，有的选择整齐的，究竟什么样的腐竹才是优质的呢？

★ 李博（中国农业大学食品与营养工程学院副教授）
要想分辨出优质、次质和劣质的腐竹，大约可以从四个方面进行辨别，分别是：看其质地、闻其味道、观其颜色、试其水性。

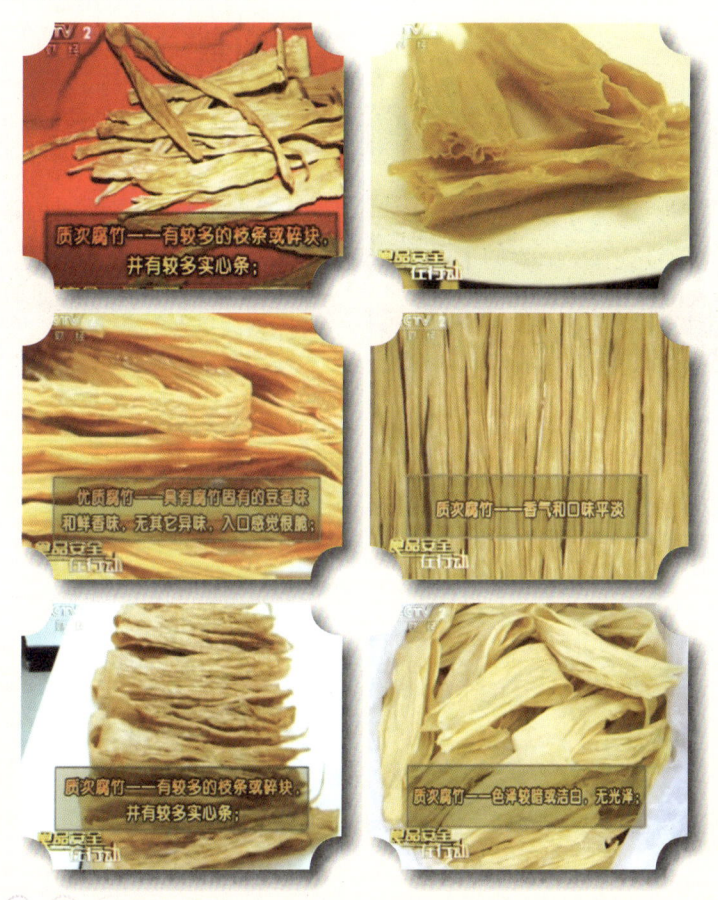

 教你一招

● 首先，看其质地。

优质腐竹为枝条或片状，质脆易折，折断有空心，无毒斑、杂质、虫蛀；质次腐竹有较多的枝条或碎块，并有较多实心条；劣质腐竹有霉斑、杂质、虫蛀。

这个颜色稍微暗一些，也是很光亮的，光泽度也很好，掰的时候，要费一些劲，它比较干，大家看这个截面，是一种多孔的疏松的结构，这种结构的比较好，有利于后面的泡发。

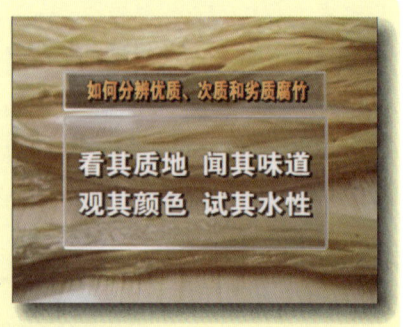

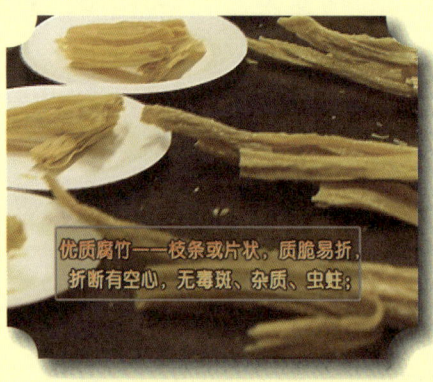

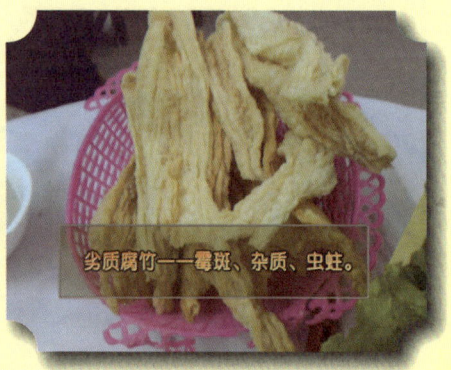

还有一些腐竹也是淡黄色，枝条整齐，也容易折断，但声音发闷不脆，说明它水分含量较高，比较容易氧化和变质，不太容易保存，所以，建议消费者选择比较干的腐竹。

● 第二，闻其味道。优质腐竹具有腐竹固有的豆香味和鲜香味，无其他异味，入口感觉很脆；质次腐竹香气和口味平淡；劣质腐竹有霉味、酸臭味，入口粘牙，不脆，有酸味和苦涩味。

● 第三，观其颜色。优质腐竹呈淡黄色，油面光洁；质次腐竹色泽较暗或洁白，无光泽；劣质腐竹呈灰黄色、深黄色或暗黄色，色泽暗淡无光泽。

● 第四，试其水性。不同品质的腐竹，在浸水后的表现是不一样的。

李博教授做了一个泡发腐竹的试验。她在六个烧杯里注入冷水，将六个腐竹样本泡入水中。很快，腐竹就出现了不同的反应。5号样本直接沉到了水底，其他腐竹都浮在了水面。又泡发20分钟后，试验完成。

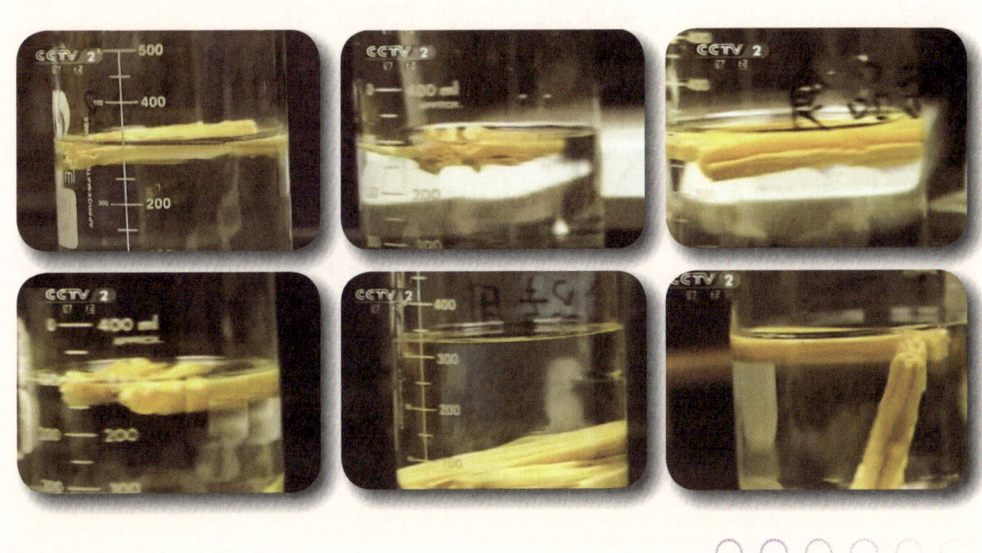

▶ **这个试验说明了什么呢？哪个腐竹的质量更好呢？**

先看第一个样品。这个腐竹还是算比较致密但是也有孔洞，摸起来有一部分还是比较硬的，偏头上这块有些地方还没有泡开。

接下来看看第2、3、4号的泡发结果。这三份腐竹已经完全泡好，摸起来比较软，也很有弹性；从横截面上看，腐竹的内心有多个小孔。像这样的腐竹，在口感上是最好的。

第五号是刚刚放进去就沉在水里的腐竹。按理说，这个应该比其他的几个样品更好泡，因为它跟水完全接触，但是一直泡到现在，从头到尾摸起来都是硬邦邦的。从截面看，这个腐竹非常地致密、紧实，没有多孔的疏松的结构，所以水很难浸透到中间去。

第六个样品泡发的速度也慢一些，从手感上摸起来中间还是硬心的，外面大部分泡好了，中间有一些硬心。泡发实验表明，优质腐竹浸水性能好。

 教你一招

腐竹应如何发泡?

李博：在泡发腐竹时，最好选用冷水泡发，这样泡出来的腐竹才会整洁雅观。用热水泡的话，会出现外头比较烂，里头还比较硬的情况，所以效果不好。

在用冷水充分泡发之后，腐竹比较有韧性，比较有咬劲的；而用热水泡的话，就比较软烂。

知道了腐竹的优劣，那它的营养价值何在呢?

李博：腐竹是豆制品中的高档食品，和其他豆制品相比，腐竹有其自身的特点。

从营养上讲，应该不会和豆腐之类的不会有太大的差异。如果说有差异的话，就是腐竹是一个干制品，而且是浓缩了的豆浆，那它里头含的脂肪还有蛋白质就会非常的高。腐竹是一种高脂肪、高蛋白的食物，有的含量最高能达到25%，或者有的更高，蛋白质一般是50%—55%。

腐竹有什么治疗效果吗?

★ 胡小琪（中国疾病预防控制中心 营养与食品安全所研究员）：
经常食用腐竹，对于老年人心血管疾病也有一定的预防作用。

从营养学的角度来看，因为腐竹含的一些不饱和脂肪酸比较高，由于老年人动脉僵硬化比较多，所以就这个方面来看，它对预防心血管疾病有一定的作用。

此外，大豆及其制品中含有大豆异黄酮，经常食用，对于绝经期的妇女也非常有益。

食用腐竹要注意什么?

腐竹是一种高蛋白高脂肪的豆制品，从健康角度出发，肾炎、肾功能不全的患者，如果要吃腐竹，就要减少肉类的摄入。此外，如果您正在努力减肥，那最好也少吃腐竹。

再好吃的东西也不能无节制地吃，过分贪图美味，你的肠胃可能就要提意见了。

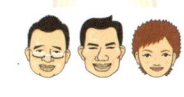

优质银耳什么样

主持人：

银耳是传统的滋补佳品，我知道银耳莲子羹是很多朋友的最爱，也知道银耳还有个名字叫白木耳，冲这个名字，银耳似乎是越白越好，但是逛超市的时候我们经常发现，包装上写的都是银耳，里面装的呢，有白色的，也有淡黄色的，还有黄色的，颜色参差不齐，哪种银耳更好呢？怎样才能买得放心呢？

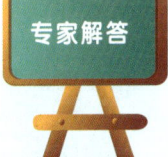
专家解答

说起银耳的安全问题时，消费者对于银耳加工中使用的一种物质并不陌生，那就是硫磺。

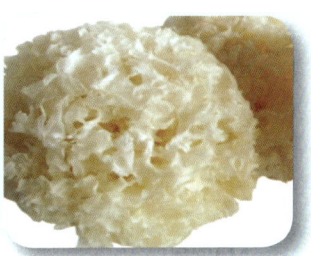

▶ **硫磺究竟是一种什么样的物质？在食品的加工过程中，能不能使用硫磺呢？**

★ **何计国**（中国农业大学食品科学与营养工程学院副教授）

硫磺，分工业级和食品级食品级硫磺外观为淡黄色脆性结晶或粉末，有特殊臭味，是国家允许使用的一种食品添加剂，但其使用范围和使用量有严格的限制。国家规定了像干菜、干果之类的可以用硫磺熏。而银耳应该属于干菜类的，所以它应该能够被熏的。

 教你一招

硫磺有防腐防霉和使食品增亮增白的作用。但是，硫磺熏过的食品会有二氧化硫残留。过量的二氧化硫对人体有不小的危害，它会使人产生呕吐、腹泻、恶心等症状，严重的甚至会危害人的肝脏、肾脏。

我国《食品添加剂使用卫生标准》规定，银耳中的二氧化硫残留量的最高允许值为0.05g/kg。检测部门也是通过这个残留量的判定，来推断银耳在加工过程中是否被超量使用了硫磺。

在北京，一些超市除了要求厂家出具检测报告外，还在工商局的指导下设立了检测中心，对入场的食品进行必要项目的检测。

虽然有了多层次的检测和把关，但是，合格的银耳本身还是有品质高低之分。对于消费者而言，如何挑选到**优质**的银耳？银耳的**营养**有哪些呢？

有的消费者认为白色的银耳好，有的认为黄色好，有人认为朵大、朵厚、重量轻的银耳品质不错，究竟什么样的银耳才是优质的呢？

专家：硫磺熏过的银耳，短时期内白较洁白，随着银耳放置的时间越长，颜色就会越暗。要想分辨出优质、次质和劣质的银耳，有五招可供参考。这五招是：看质地、闻味道、观颜色、尝口感、试水性。

首先：看银耳的质地。

一级品：耳片色泽鲜白仅带微黄，有光泽，朵大体轻疏松，瓣大形似梅花，肉质肥厚，蒂头无耳脚和黑点，无杂质，无碎渣。

二级品：耳片色白略带米色，朵大体松，有光泽，肉质较厚带有弹性，小朵不应超过10%—15%，蒂头稍带耳脚。

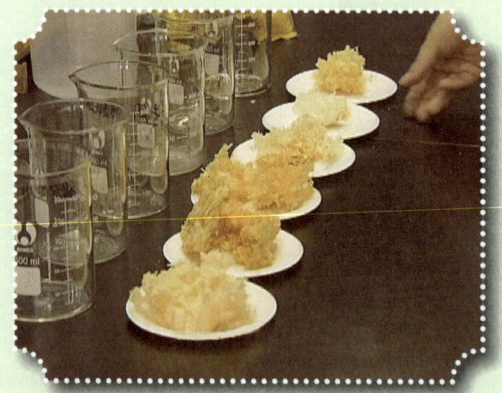

如果是比较差的银耳，你会发现银耳的颜色深浅不一，有的比较花，有的比较白，甚至有的有一些斑点，那蒂部也非常大，颜色也比较深。通常，这可能是保存时间比较长，长了一些霉的缘故，所以是不能买的。

第二招，闻一闻银耳的味道。

品质新鲜的银耳，应有银耳的清香，无酸、臭、异味。存放时间较久的陈银耳，不仅色泽会逐渐变黄，而且会因蛋白质、脂肪成分的变性而有酸气或其他不爽的异味。如果有刺鼻的味道，说明其中二氧化硫的残留量较多。

第三招：观察一下银耳的颜色。

优质银耳呈淡黄色，鲜洁发亮，颜色均匀；次质银耳色泽不纯或带灰。

特别白的银耳，有人称之为雪耳，极有可能被特别处理过，建议不要选择。

第四招：品尝一下银耳的口感。

银耳本身应无味道，选购时可取少许试尝，如对舌有刺激或有辣的感觉，说明这种银耳用了过量的硫磺熏制。

第五招：测试银耳的水性。

不同品质的银耳，浸水后的表现是不一样的。一级品干银耳浸水后，带韧性，胀性好，膨胀率可达15倍以上，有弹性。

二级品的干银耳浸水后，膨胀率在12倍以上。劣质的银耳泡发后膨胀率较小。

通过泡发可以发现，优质银耳泡发20分钟后，呈完整的花朵状，本来较小的干花朵，吸水涨发率非常明显。颜色变成了很自然的白色、也很有光泽，根蒂小能完全泡开，肉质厚且光滑。而质量不好的银耳，耳薄质硬，原来花朵就不小，根蒂大而硬，泡发后叶片薄而碎，根蒂硬，并没有比泡发前大多少。

怎样发泡银耳最科学？

 专家：在泡发银耳时，最好选用冷水泡发，这样泡出来的银耳才会整洁雅观。除此之外，二氧化硫易溶于水，食用前先将银耳浸泡3—4小时，期间每隔1小时换一次水。一般而言，经过浸泡、洗涤、烧煮之后，可以大大减少、甚至完全消除银耳中残留的二氧化硫。

冷水泡发的虽然时间稍微长一些，但是泡发的质量却是好的。它的膨胀率更大一些，而且呢最后炖出来的银耳羹会比较黏、比较糯，口感会更好。

 教你一招

不仅是银耳,木耳也是,用冷水泡发的效果比较好,不太破坏银耳的质构。因为热水温度高的话,渗透会比较快,有一部分水溶性的物质会很快就溶出来,导致一些品质的变化。

▶ 银耳该如何储存?

购买来的银耳应该放在通风、干燥、避光的地方,防止吸潮,因为吸潮或者长霉就会产生一些有毒物质。

▶ 知道了银耳的优劣,那它的营养价值何在呢?

专家:从营养成分角度看,银耳里含有一种多糖——酸性多糖。这种多糖经过动物实验已经证实具有提高免疫力,具有抗肿瘤这些作用。所以从这个角度来讲,银耳确实是一种很好的药食同源的食品。

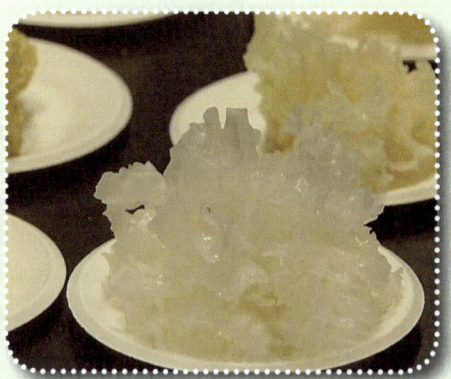

本期精粹

银耳可不是越白越好,好的银耳应该是色泽鲜白带有微黄,有光泽,遇到那些特别亮白的银耳,您最好绕着走——这些银耳很有可能是熏得过度了。

五个辨别银耳好坏的办法——看质地、闻味道、观颜色、尝口感、试水性。

特别提醒大家的是,如果您担心银耳上面有二氧化硫残留,最好多泡一会儿,多换几次水,因为二氧化硫易溶于水,多泡一会儿可以大大减少潜在的危害。